实用临床护理操作与护理管理

SHIYONG LINCHUANG HULI CAOZUO YU HULI GUANLI

包玉娥　等 主编

上海交通大學出版社
SHANGHAI JIAO TONG UNIVERSITY PRESS

内容提要

全书共分8章，内容包括绪论、护理管理、专科常用护理技术、急救与重症监护技术、手术室护理、内科常见病护理、外科常见病护理等内容。全书内容涵盖面广，既注重基础，又突出重点。除系统地阐述临床护师必须掌握的基础知识和技能外，又力求全面地总结各科护理领域的最新理论与研究进展。本书旨在总结临床经验，全面提高临床护理技术水平，适用于引导广大临床护师学习和掌握各科护理的新理论、新知识、新技术、新方法。

图书在版编目（CIP）数据

实用临床护理操作与护理管理 / 包玉娥等主编. -- 上海 ： 上海交通大学出版社，2021

ISBN 978-7-313-25396-5

Ⅰ. ①实… Ⅱ. ①包… Ⅲ. ①护理学 Ⅳ. ①R47

中国版本图书馆CIP数据核字（2021）第183113号

实用临床护理操作与护理管理

SHIYONG LINCHUANG HULI CAOZUO YU HULI GUANLI

主　　编：包玉娥 等

出版发行：上海交通大学出版社　　地　　址：上海市番禺路951号

邮政编码：200030　　电　　话：021-64071208

印　　制：广东虎彩云印刷有限公司

开　　本：710mm × 1000mm 1/16　　经　　销：全国新华书店

字　　数：221千字　　印　　张：12.75

版　　次：2023年1月第1版　　插　　页：2

书　　号：ISBN 978-7-313-25396-5　　印　　次：2023年1月第1次印刷

定　　价：128.00元

编 委 会

◎ **主　编**

包玉娥　李艳伟　李艳青　刘蓓蓓

张秀峰　夏晓琳　赵成敏

◎ **副主编**

孟　颖　何运霞　王　曦　周　伟

杨淑娟　察桂珍

◎ **编　委**（按姓氏笔画排序）

王　曦　包玉娥　刘贝贝　刘蓓蓓

李艳伟　李艳青　杨淑娟　吴　芳

何运霞　张　兰　张秀峰　邵盼盼

周　伟　单　莉　孟　颖　赵成敏

宫金霞　夏晓琳　察桂珍

前言

FOREWORD

护理学的研究对象是整体的人，是具有生物和社会双重属性的人。人的健康不仅是指生理方面，还包括心理和社会等方面。护理学具有较强的实践性，护理人员在临床实践中必须坚持护理理论与临床实践相结合。因此，除了需要具备一定的理论知识，还需要熟练掌握各项操作技能，具有一定的实践操作能力。如在抢救心脏骤停患者时，胸外按压的部位、深度、频率等都直接关系到复苏的成败；抢救危重患者时，护师熟练准确的操作是抢救患者的关键。为提高广大护理人员的护理技术水平，有力且较好地配合临床诊疗工作，特组织编著了《实用临床护理操作与护理管理》。

全书共分8章，内容包括绪论、护理管理、专科常用护理技术、急救与重症监护技术、手术室护理、内科常见病护理、外科常见病护理等内容。全书内容涵盖面广，既注重基础，又突出重点。除系统阐述临床护师必须掌握的基础知识和技能外，力求全面总结各科护理领域的最新理论、研究进展，系统介绍临床各科护理的核心技术和关键手段，引导广大临床护师学习和掌握各科护理的新理论、新知识、新技术、新方法。本书旨在总结临床经验，全面提高临床护理技术水平。在编写过程中，得到了各科护理人员的热情支持和帮助，大大地提高了本书的编写质量，特此表示感谢。

本书虽经集体讨论、共同审订，但鉴于常用护理技术不断更新，同时限于编者的水平和能力，书中谬误之处在所难免，恳请广大师生和读者在使用过程中多提宝贵意见，以便编写质量不断提高。

《实用临床护理操作与护理管理》编委会

2020年11月

目录

CONTENTS

第一章　绪　论

第一节　护理学的定义

护理一词是由拉丁文“*nutricius*”演绎而来的，意为抚育、扶助、保护、照顾幼小、病患及伤残等含义。从事护理工作的人称为护士“nurse”。“护士”这一职称是1914年在上海召开第一次全国护士代表大会上新当选的钟茂芳副理事长提议的，将“nurse”译为“护”，即具有保护、养育、爱护之意，并指出从事护理职业的人应具有专门的学问，应称为“士”，故将“nurse”完整地译为“护士”且在会上一致通过，一直沿用至今。护校学生称为护生。

护理学是医学科学的一个重要组成部分，是以基础医学、预防医学、康复医学以及相关的社会科学、人文科学等为理论基础的一门综合性应用学科，它与人的健康密切相关。它是一门年轻的学科，距今仅有100多年的历史，是随着西方医学的发展逐步形成的，其历史虽短暂，但发展却十分迅速，护理已逐渐发展成为一门独立的学科和专业，并创立了一套自身的理论体系，具有很强的科学性、技术性、社会性和服务性。对于护理学，目前国内外尚无普遍认可且统一的定义。1980年，美国护理学会根据现代护理学的进展对护理学所下的定义已受到众多国家的赞同。其定义是：护理学是诊断和处理人类对现存的和潜在的健康问题反应的科学。

一、护理学是一门综合性应用科学

护理学是综合了自然科学、社会科学和人文科学等知识，为人类健康服务的一门综合性应用科学。

该定义提出护理学是研究人类对“健康问题”的反应，充分体现了护理学是一门为人类健康服务的科学。而人类对健康问题的“反应”则是多方面的,可以有生理的反应(如发热、腹泻),需要用生物医学或其他自然科学知识和方法来解决,也可以有心理和精神方面的反应(如害怕、焦虑),需要用心理学等社会人文科学知识和方法来处理。

二、护理学研究的是整体的人

护理学把人作为一个既有生物属性又有社会属性的人。它认为护理学不仅研究“现存的健康问题”,还研究“潜在的健康问题”;服务的对象既包括患病的人,也包括未患病但有“潜在健康问题”的人。

三、护理工作的基本方法是护理程序

护理应用“诊断”和“处理”的工作方法来解决人类的健康问题,强调其基本方法是护理程序。

护理学提出应用护理程序的工作方法解决人类的健康问题,要求从事护理工作的人员必须具备识别(评估、诊断)反应的能力、制定解决健康问题的护理方案的能力(计划)、实施护理计划的能力(实施)和评价护理效果的能力(评价)。

四、护理学把解决人的健康问题作为根本目的

护理的任务是“诊断和处理人类对现存的和潜在的健康问题的反应”,它根据人的不同健康状况采取不同的护理方式。对于尚未生病和健康状况良好的人,护理的任务是促进其更加健康或保持健康;对尚未生病或尚未有健康问题但处在危险因素中有可能出现健康问题的人,护理的任务是预防疾病;对已经患病或出现健康问题的人,护理的任务是协助康复;而对于病情危重或生命垂危的人,护理的任务是尽量减轻痛苦或使之平静、安宁和有尊严地死去。

我国护理学的进展与先进国家尽管有一些差距,但对护理学的认识是基本一致的。1986 年卫生部顾英奇副部长在南京召开的全国首届护理工作会议工作报告中提到:“护理工作除配合医疗执行医嘱外,更多更主要的是对患者的全面照顾,促进身心健康……护理学就是研究社会条件、环境变化、情绪影响与疾病发生、发展的关系,对每个患者的具体情况进行具体分析,寻求正确的护理方式,消除各种不利的社会、家庭、环境、心理等因素,以促进患者康复……随着科学技术的进步、社会的发展、人民生活水平的提高,护士将逐步由医院走向社会,更多地参与防病保健。”

随着社会性的发展和科学技术的进步,护理学已逐步由“以疾病为中心”转变为“以患者为中心”，从而向“以人的整体健康为中心”的方向发展，研究自然、社会、文化、教育和心理等因素对人健康的影响，不断对人的生命过程提供全面、系统、整体的护理。

第二节　护理学框架的四个基本概念

现代护理的框架概念由人、健康、环境或社会以及护理四个基本概念组成。

一、人

护理学是研究人的健康、为人类健康服务的学科。“人”是护理学最关心的主体，对人的认识直接影响着护理学研究领域、工作内容和范畴。

(一)人是一个整体

人和一般动物一样，都是一个生物机体，具有受自然的生物规律所控制的器官、系统等。但他(她)又不同于一般动物，而是一个有意识、思维、情感、富有创造力和人际交往能力的社会人。因此，人是一个包含了生理、心理、社会、精神等方面的有机统一体，任何一个方面的失调都会对整体造成影响。

(二)人是一个开放的系统

人作为一个生物机体，其内部各个器官、系统之间互相联系，不停地进行着各种物质和能量的交换；同时又作为一个整体，不断地与周围环境(自然和社会环境)进行着能量、物质和信息的交换。因此人与环境可以互相作用和影响。

(三)人有其基本的需要

生长发育作为生物机体的必然过程，从出生到衰老以至死亡的不同生长发育阶段都有不同的需求，包括生理、心理、精神的需要。从维持生存出发，首先必须满足生理的需要，如吃饭、饮水、呼吸、排泄、休息与活动等，其次，人作为一个高级生物体，还需要人际交往与情感交流等心理与精神的需要。

(四)人拥有健康的良好愿望

每个人都希望有一个健康的身体和健全的心理状态，努力实现自己的个人价值。同时，每个人都有维护和促进自身健康的责任，在患病后积极寻求帮助或自我努力恢复健康。

二、健康

人们对健康的认识与个人的年龄、教育程度、生理状况、自我照顾能力、社会背景、风俗文化、价值观及科技发展等因素有关。在中世纪时代，医学与宗教不分，疾病被视为鬼神作祟或犯罪不贞的结果。随着近代文明的进步，细菌被发现，为疾病找到了生物因素致病的证据，医学才逐渐与宗教分离。春秋战国时代，健康被认为是人与自然间以及人体内阴阳五行的平衡，如果阴阳平衡失调，人便会生病，这一理论现仍存在于中医的理论体系中，影响着许多人的健康观念。在西方，认为人体内有四种液体，即胆汁、血液、痰、黑胆汁，希波克拉底就认为健康是上述 4 种液体的平衡状态，当人体体液不足、过多或混合不匀时，机体就会生病或出现痛苦状态。这种观点仍影响后来对人们健康的认识。

当今最具权威也最常被引用的健康的定义是世界卫生组织 1948 年所制定且在宪章中提出的："健康不但是没有疾病和身体缺陷，还要有完整的心理状态和良好的社会适应能力。"此定义将健康的领域拓展到生理、心理及社会 3 个层面，此标准标志着理想的健康状况不仅仅是免于疾病的困扰，而且要有充沛的精神活力、良好的人际关系和心理状态。由此，健康是指个人在某一特定的条件下，生理、心理、社会、精神等符合其性别、成长与发育的需要，且适应良好，能发挥个人最佳状态。

（一）最佳的健康状态

每个人由于生理状态、心理和社会适应能力等的不同，健康标准并非绝对一致，但每个人都可根据自身条件努力达到一个最佳的状态，若能发挥其最大功能，扮演好自己的角色，他就是健康。例如教师与飞行员的健康标准不同，糖尿病患者在控制血糖的状态下尽可能地坚持正常工作和参与社会活动。

（二）整体性的健全状态

人是一个具有生理、心理、社会等需要的整合体，这几个部分应视为不可分割的整体，健康是这几个方面整体表现的结果。例如一截瘫患者，我们很容易了解由于生理的残疾而给他心理、精神情绪、社会等带来的影响，但他能正确地面对现实，保持积极乐观的态度，用轮椅代替双腿积极主动地融入社会生活之中，潜心写作，贡献个人才能，成就自己也服务于社会。他虽然是一个生理有残疾的人，但他是一个心理、精神、社会都健康的人，创造了个人的最佳健康状态。

一般来说，一个人健康与否可用下列健康指标来衡量：①拥有健全的自我照顾能力。无论个体生理是否有病痛或残缺，若能把自己照顾得很好，享受人生并愉快地生活，即视为健康。②不会时刻关切自己身体的健康状况或某个特定的器官部位。通常人只有在身体某个器官或部位不舒服时才会意识到，如胃痛时才会想到胃，若没有特殊原因，时刻担心和怀疑身体哪里有病是不健康的。③感觉轻松、乐观。④精力充沛，体能的协调与效率良好。⑤享受人生，觉得生活过得愉悦、踏实。⑥面对问题时能平静松弛。能够适时放松心情，思考解决问题的合适方法。⑦不偏食，食欲佳。⑧维持恒定的体重。若体重在短时间内波动幅度大，说明存在健康问题。⑨休息和睡眠规则而充足。⑩日常生活有目的、有计划。⑪情绪平稳。遇到极端兴奋或挫折的情境时，能很快地适应且恢复情绪。⑫良好而充分的社交生活。通常一个自信、人格健全、有能力和成就的人，会有好的社会调适与人际关系。

三、环境

(一)环境和人相互依存

人是不可能离开环境而生存的，这个环境包括人的内环境和外环境。内环境是指人体内的生物环境、化学环境、物理环境，如肠道菌群、体液的酸碱度、血压等。外环境主要包括自然环境和社会环境，自然环境又分为生物环境和物理环境，如空气、阳光、水被人们称为生物生存的三大要素等；社会环境指社会经济、文化、道德、风俗习惯、政治制度、法律等。另外，与医疗护理专业有关的环境即治疗性环境，是指健康保障人员在以治疗为目标的前提下创造出一个适合患者恢复身心健康的环境。

(二)环境与人的健康密切相关

人的内外环境变化将影响人的健康。随着社会的发展、人平均寿命的延长和疾病谱的改变，环境对人的健康影响日益受到人们的广泛关注。如保护自然资源和生态平衡、控制环境污染、整顿社会治安、减少社会暴力、改善生活和工作条件、降低工作压力、开展全民健身运动等，都是为了改善环境，提高人的健康水平。

四、护理

自佛罗伦萨·南丁格尔(Florence Nightingale)以来，已有许多护理学者提出了不少有关护理定义的观点。

1860 年，南丁格尔提出："护理的独特功能在于协助患者能接受置于自然影响的最佳环境，恢复身心健康。"

1943 年，Sister Olivia 提出护理是一种艺术和科学的结合，包括照顾患者的一切，增进智力、精神、身体的健康。

1957 年，Francis Reiter Kreuter 认为护理是对患者加以保护、教导以满足患者不能自我照料的基本需要，使患者得到舒适。

1960 年，Dorothy Johnson 认为护理是当某些人在某种应激或压力下不能达到自己的需要量时，护士给他提供技术帮助，解除其应激或压力以恢复原有的内在平衡。

1966 年，Virginia Henderson 指出："护理的独特功能在于协助个人(患病者或正常者)执行各项有利于健康或恢复健康(或安详地死去)的种种活动。这些活动是个人在具备必需的力气、意志或知识时无须协助即可自己履行出来的。护理的另一贡献是协助个人早日不必依靠他人能独立地执行这些活动。"

1970 年，Martha Rogers 认为护理可以协助人们达到最佳的健康潜能状态，服务对象是所有的人，只要是有人的场所，就有护理。

1973 年，国际护士会(ICN)定义护理是帮助健康的人或患病的人保持或恢复健康(或平静地死去)。

1973 年，美国护士会(ANA)定义护理是直接服务并适应个人、家庭、社会在健康或疾病时的需要。

1978 年，费金认为护理的定义包括促进和维持健康、预防疾病，照料在严重患病期间的人，帮助他康复。

1980 年，美国护士会将护理学定义为是诊断对现存的或潜在的健康问题的反应的科学。

以上这些护理的定义涵盖了以下几点。

(一)护理是科学与艺术的有机结合

护士在向患者提供护理之前，必须掌握丰富的基础医学、预防医学、康复医学、药学以及相关的社会科学、人文科学知识等，根据患者的身心状况，严格遵循科学知识和规律提供科学的护理，而不能盲干或不讲科学。同时，护理工作又是一门艺术。护理的对象千差万别，病情各不相同，要求护士们针对每个不同的服务对象提供恰当的护理服务。护理对象包括患者及健康人。正如护理的创始人南丁格尔 1859 年指出的那样，护理使千差万别的人都能达到治疗和康复需要的最佳身心状态，这本身就是一项最精细的艺术。

(二)护理是一种助人的活动

护理的目标是帮助服务对象达到最佳的健康状态。护理是以人的整体健康为出发点，贯穿于人的整个生命过程，无论是患病或健康的个体，均根据生理、心理、社会等不同的需求，帮助人维持生存，协助人达到独立和自立，教育人和增强人的应变和适应能力，帮助人寻求健康的行为，以达到完美的健康状态，为个体家庭、社区和社会提供健康服务。

(三)护理是一个过程

护理是护士和服务对象之间互动的过程。护士在制定护理计划的过程中，要把服务对象作为一个自主的个体，他们有权对自身的健康作出决策，同时家属也应参与护理活动。

(四)护理是一门专业

随着护理学的发展，护理学已成为一门独立的学科，护理亦由一门单纯的操作技术逐渐发展成为一个独立的专业。它已充分具备了作为一个专业的特点。

1.有明确的服务目的

护理是一种以服务他人为主要动机、致力于提高人类生活质量的行业，而护理专业有明确的服务宗旨，即以防病治病为手段，恢复、促进、维持人们的身心健康。同时制定了护理道德规范，作为护理人员的行为准则及评价标准。护士遵照其道德规范要求，运用护理知识和技术为人们提供预防、治疗、康复、保健等各种服务，护士已成为健康服务系统中的一支主力军。

2.有严格和正规的教育培训制度

护理已形成较完整的多层次、多规格教育体系，有中专、大专、本科、硕士、博士护理教育。护士必须经过正规的专业学校教育和培训，并在工作中持续接受不同形式的继续教育，根据接受的不同教育程度安排其岗位。

3.具有本学科的理论体系和专门技术

一个学科必须具有本学科的理论体系和专门技术，否则就不能称其为学科，也不能称其为专业。护理学以自然科学、社会科学、人文科学等为基础构成其知识体系；以护理学基础、各专科护理学、护理心理学、护理伦理学、护理管理学、护理教育学等组成其理论体系，同时还具有本专业规范的护理操作技术。护士的知识获得除了需正式的护理教育培训以外，更需不断在护理实践中积累、研究与探讨等途径，以寻求专业知识的成长，并能应用批判性及独立创造性的思考。

4.拥有制订专业政策和控制专业活动能力

在制定本专业政策和控制本专业行为活动方面有一定的自主性和独立性。①专业的从业人员，其执业资格的取得与职称是被社会认可与尊重的，同时也受法律的保护，未取得护理专业人员资格的人执行专业行为要受罚。②从业人员不仅有本专业独特的执业标准，而且具有自信且能自我负责。③在护理管理体制方面已自成系统，有明确的领导、指挥、组织、计划、控制等权力和职责。有护理人员培养、任用、考核、奖惩的自主权。④在护理管理上制订建立有独立的护理质量评价标准和管理指标体系，作为检验和评价护理工作质量的依据，致力于专业质量的提高和专业的发展。

(五)有一支热爱本专业乐于奉献的护理队伍

护理作为一门助人的专业，已吸引了无数把护理工作视为终身工作、并愿意通过为他人服务而对社会有所贡献的专业人员，组成了一支庞大的护理队伍，工作中表现出很强的团队精神。

(六)有活跃和团结的专业组织

国际上有国际护士会。我国建立了中华护理学会，它以团结和动员广大护理科技工作者，遵纪守法，弘扬“尊重知识，尊重人才”的风尚，加强护理合格人才的培训，提高护理专业水平。同时，学会维护护理人员的合法权益和福利，在新时期倡导“献身、创新、求实、协作”的精神。学会中有一支学识渊博、德高望重的学科带头人，成员彼此有共识。并拥有该专业特有的文化，为繁荣护理事业、发展护理学科努力奋斗。

(七)有社会公认的社会价值和贡献

护理服务于人，无论是患病的人还是健康的人，不管是炮火纷飞的战争年代还是和平安定时期，救死扶伤，防病治病，为保障人民的身体健康作出了不朽的贡献，得到了国家和人民的认可。

第三节　护理学的任务与研究范畴

一、护理学的任务

在护理学发展过程中，护理学的任务在逐渐扩大与变化。1973 年国际护理协会通过修订的“护理人员伦理规范”明确制定了护理人员的基本责任为：“促进健康、预防疾病、恢复健康并减轻痛苦”。1986 年我国著名护理专家王秀瑛提出护理学的主要任务是“研究维护人的身心健康，预防疾病，在生老病死的各个阶段中配合医疗，进行护理，指导康复，慰藉垂危的患者”。为此，护理的范围涵盖了从人出生到死亡的一切与健康促进、疾病预防、健康恢复和减轻痛苦等有关的护理活动。护理学的任务是研究维护人类身心健康及预防疾病和治疗疾病的护理理论与实践，以满足人类各生命阶段的护理需要，主要研究护理理论、预防保健、康复护理、临床护理、护理教育、护理科研及护理管理等内容。

二、护理学的研究范畴

随着现代科学技术的迅速发展，自然科学与社会科学的相互交叉、相互渗透，护理学的内容也日益充实、扩展和更新。由于护理学是一门综合性应用学科，其范畴离不开护理实践。主要包括以下几个方面。

(一)护理学基础

护理学是一门很强的实践性学科，是专科护理的基础，也是护理人员从事本专业所必需的基本理论、基础知识和基本技能。

(二)专科护理

随着医学科学的发展，专科分化越来越细，对护理工作提出了更高的要求，因而出现了专科护理学。专科护理根据专科的特点和需要，形成了各专科护理的理论和技术，并有了各自的研究领域。一般专科包括急诊科、内科、外科、妇科、产科、儿科、传染科、中医科、皮肤科、五官科(眼耳鼻咽喉科)、精神科、口腔科等。但由于各专科的进一步发展，各专科又分化为若干专科，如外科可分为普通外科、骨科、泌尿外科、神经外科、心胸外科、烧伤外科、整形及美容外科，普通外科甚至还可以分为肝胆外科、乳腺及甲状腺外科、肠道外科、小儿外科等；内科可以分为呼吸内科、消化内科、心血管内科、内分泌内科、血液内科等。器官移植、重症监护、康复、老年科、透析中心等专科也得到了发展。老年护理、家庭护理、残疾及弱智人护理、临终关怀护理在近年来亦逐渐发展起来。

(三)护理管理学

护理管理学是卫生事业管理中的分支学科，是医院管理中的一个重要部分，是研究护理管理活动中普遍规律、基本原理、管理方法和技术等的学科。

(四)护理教育学

护理教育学是研究护理教育规律的学科。其研究内容有护理教育目标、任务、制度、课程设置、教学方法与技巧、教学管理及师资的培养与提高等。

(五)护理科研

护理科研的发展关系到人类的健康和医学的进步。它通过科学的方法系统地认识与研究与人类有关的健康问题,探索解决健康问题的措施与方法,从而改进护理工作方法、提高工作效率,最终提高护理质量。

(六)护理心理学

护理心理学是一门护理学与心理学有机结合的边缘学科,是医学心理学的一个分支,也是医学模式转变中迅速崛起的新兴学科。它运用心理学的理论和方法,研究和解决护理过程中的心理问题,研究护理行为对患者心理学活动的影响,并实施适当的心理护理。

(七)护理伦理学

护理伦理学又称护理道德哲学,是伦理学与护理学相互交叉而产生的护理职业道德科学。它不仅是一种理论,更重要的是指导护理人员的行为准则。它是运用一般伦理学的道德原则解决护理实践和护理学科发展中人们相互之间、护士与社会之间关系的准则和规范的学科。

(八)护理社会学

它是从社会的角度,运用社会科学理论和方法研究护理学科领域里的社会现象、社会关系和社会问题的学科。它着重研究护理服务对象的社会、文化、教育、心理、生活方式和行为等因素对疾病、健康的影响,研究护理人员与社会之间的关系,特别是医护患之间及其与社会之间的关系,以及由此而产生的有关护理的社会问题。

(九)护理法学

它是研究和解决护理职业法律标准化的学科。它的宗旨在于确立护士的法律地位以及对患者应负的法律责任。

(十)中医护理学

中医护理学是在总结了具有悠久历史的中医护理实践和积累的宝贵经验的基础上发展而来的,它作为我国现代护理学的一个不可缺少的组成部分,是运用祖国医学对人的整体观念、人与自然的辨证关系,对患者辨证施护的应用学科。

第四节 护理人员的职业道德

职业道德是从事一定职业的人们在职业生活中所应遵循的道德规范，以及与之相适应的道德观念、情感和品质的总和。它是社会道德在职业生活中的特殊表现，在阶级社会中它反映了一定阶级对一定职业人们的特殊要求，又带有职业和行业特征。恩格斯说："每一个阶级甚至每一个行业各有各的道德。"也就说明从事不同行业的劳动者均有不同的道德要求。护士必须自觉地加强护理道德修养，做一个有理想、有道德、有文化、有纪律的合格护士。

一、护理道德的概念

护理道德是一种职业道德，也是医学道德的重要组成部分。护理道德是在护理服务过程中护患之间、护士与护士之间、护士与其他医务人员之间、护士与社会之间相互关系所应遵循的行为准则和规范。

二、护理道德基本原则

护理道德基本原则是指护理人员在护理实践中，调整各种人与人之间关系所应遵循的根本指导法则或标准，也是评价护理人员在职业生活中行为品质的根本标准，它是各种护理道德的总纲和精髓。其基本原则是：防病治病，救死扶伤，实行社会主义的人道主义，全心全意为人民的身心健康服务。

三、护理道德规范

护理道德规范是在护理道德基本原则的指导下，协助护士与患者、护士与其他医务人员、护士与社会之间关系应遵循的行为准则和具体要求，也是培养护士道德品质的具体标准。

(一)护理道德规范的基本原则

国际护士会于 1953 年就制定了《国际护士守则》，随后又进行了多次修改，供各国参考。我国卫生部于 1981 年颁发了《医院工作人员守则》，提出了有关护理人员道德规范的要求。护理人员的服务对象是人，其中大部分是患者，在医院中与患者的接触最为密切。护理人员道德水准的高低，其行为是高尚还是卑劣、是善良还是丑恶、是公正还是偏私，主要反映在与患者的关系上，直接影响着患者的治疗效果和康复的快慢。

(二)护理道德规范的基本内容

1.公正

护理人员的公正具体要求真诚地关心患者的疾苦,不分种族、国籍、宗教信仰、美丑、社会地位、文化程度等,一律平等相待。另一方面,无论年龄的大小、病情的轻重以及病种的类别如精神病、传染病等特殊患者等,也应一视同仁,尊重患者的人格,维护其对生命和健康的自主权利。

2.情感

护理道德情感是护理人员对患者、医务人员、对集体、社会和国家所持态度的内心体验。护理人员的道德情感有爱祖国、爱人民、爱社会主义、爱患者等,还应有同情感、责任感和事业感。同情感就是对患者的疾苦、病痛的不幸从内心表示理解,发出感情上的共鸣,从行为上表现为急患者之所急,想患者之所想,关怀、体贴患者,不应该有冷漠、厌烦的情绪。护理人员把挽救患者的生命视为自己的崇高职责,尽可能地采取一切有效的措施祛除病魔,而呈现出高度的责任感。另外,对自己所从事的事业充满热爱且全身心地投入,刻苦学习,勤奋工作,谦虚谨慎,对技术精益求精,开拓进取,务实创新,勇挑重担,知难而进,有奋发图强的事业心。

3.义务

为患者尽职尽责是护理人员最基本的道德义务。对患者提供治疗、护理、健康教育、帮助患者恢复健康是护理人员义不容辞的责任。不管在任何时间、地点、环境、条件下都应自觉履行本职义务,把职业的职责变成自觉行动,不惜牺牲个人利益而服务于患者。

4.良心

良心是以护理道德的基本原则作为自我评价的依据和出发点。医疗护理的行为正确与否,患者难以监督。良心对护理人员的行为起着监督作用,它对符合道德要求的情感、信念、行为给予支持、肯定,否则给予制止、修正或否定,避免不良行为的发生。护理职业的良心要求护理人员忠于患者的利益,在任何条件下都不做有损于人民健康的事。

5.审慎

审慎要求护理人员在护理实践中自始至终自觉地严格遵守各项规章制度和操作规程。由于护理工作的连续性,护理人员有很大一部分时间单独在岗,这就更要求工作中认真仔细地观察患者,用敏锐的眼光发现微小的病情变化,为患者赢得每一分每一秒的抢救时间,一丝不苟地完成本班工作任务。同时还要做到领导在场和不在场一个样，有人监督和无人监督一个样，表现出“慎独”的精神。“人命至重，贵于千金，一方济之，德逾于此”，道出了“审慎”在医疗护理实践中的意义。

6.荣誉

护理人员的荣誉是以患者的健康利益为基础，通过贡献自己的智慧和精力后而得到社会的公认和好评，是个人良心上的满足和意识上的欣慰。荣誉作为护理人员重要的精神力量，也是个人良心中的知耻心、自尊心和自爱心的表现。

7.幸福

护理人员的幸福包含着物质生活条件的改善与提高，也包含着精神生活的充实，而且精神生活的满足高于物质生活的满足。护理人员通过发挥个人的才智，在繁忙且平凡地为患者服务中实现了个人的理想与目标，让患者转危为安、康复出院重返工作岗位，创造了有益的社会价值而备感幸福和快乐。护理人员只有充分发挥自己的才能和智慧，凭借自己辛勤的劳动，才能获得真正的幸福。

第二章 护理管理

第一节 护理管理概述

一、护理管理的概念

世界卫生组织对护理管理的定义为:护理管理是为了提高人们的健康水平,系统地利用护士的潜在能力和其他有关人员或设备、环境及社会活动的过程。其任务是研究护理工作的特点,找出其规律性,对护理工作的诸要素进行科学的管理,使护理系统得到最有效的运转,以提高护理质量。护理管理总体上可分为行政管理、业务管理和教育管理三部分。

(一)护理行政管理

护理行政管理主要是依据国家有关的法律法规及医院管理的规章制度,对护理工作进行组织管理、物资管理、经济管理。

(二)护理业务管理

护理业务管理是指为保持和提高护理工作效率和质量而进行的业务技术管理活动,包括护理规章制度、技术规范、质量标准的制定、执行和控制,新业务、新技术的开展和推行,护理科研的组织领导等。

(三)护理教育管理

护理教育管理是指为提高各级护理人员的综合素质和业务水平而采取的招聘、培训、任用活动的管理过程,包括护生的教学安排、新护士的岗前培训、在职护士的培训提高等。

二、护理管理的特点

由于护理是“诊断和处理人类对现在的或潜在的健康问题的反应”的一门独立学科，因此护理管理除了具有管理的基本特性外，还具有自身的特点。

(1)护理管理具有独立性。护理人员在工作中要综合应用自然科学和社会科学方面的知识，帮助、指导人们保持或重新获得身心健康。因此，护理管理不仅涉及护理部主任、护士长的工作和责任，更包括了护理人员在为患者提供护理过程中进行计划、组织、指导、实施、评价等内容。

(2)护理管理要适应专业对护士素质修养的特殊要求。

(3)护理管理工作要适应护理工作的科学性和服务性的要求。护理与相关部门的联系应该是广泛而有效的，搞好与相关部门的协调工作也是护理管理的特点。

(4)由于护理工作连续性强，夜班多，护理人员中女性占绝大多数，技术操作多，接触患者密切，责任重大等特点，决定了护理管理工作还应着眼于处理这些由于工作特性带给护理人员的问题。

三、护理管理的发展趋势

(一)管理人性化

积极培养、合理使用、充分挖掘并发挥护理人员的积极性和创造性，把以人为本的管理理念贯穿于整个管理过程。

(二)打造护理品牌

了解患者的需求、医院的目标及国家有关医疗卫生的法律法规，培养各学科的护理专业人才，塑造良好的护理专业形象，持续提高护理质量，创建医院护理品牌，是现代护理管理的目标。

(三)信息管理自动化

随着计算机技术的广泛应用和信息管理技术的发展，在护理管理过程中通过实现办公自动化，建立广泛的信息网络，提高护理管理工作效率。

(四)管理科学化

从发展的趋势看，将来医院护理管理者，应既是临床护理专家，又是管理专家。护理部主任或护理副院长应有护理专业和管理专业的本科以上的双学历；护士长应具有护理专业大专以上学历，并且上岗前要经过严格的管理知识的培训。

(五)护理人才专业化

护理的基本职能是防病治病,促进健康,减少死亡,有计划地培养临床专业化的护理骨干,建立和发展临床专业护士。目前我国护理人员在普遍缺编的情况下,除履行基本职能外,还要承担大量的非护理性工作。建立临床护理支持系统,包括医院环境清洁与物品供应系统、患者运送系统等,把时间还给护士,把护士还给患者,是医院及护理工作发展的需要。

(六)护理服务社会化

在当前卫生资源有限的情况下,要想满足人们日益增长的医疗保健需求,卫生服务的重点必须由临床治疗转向社区防治。护理服务社会化将成为今后护理管理的重要内容。

四、我国护理组织的管理体制

(一)各级卫生行政组织中的护理管理机构

卫生部下设的医政司护理处是卫生部主管护理工作的职能部门。负责为全国城乡医疗机构制定和组织实施有关护理工作的政策、法规、人员编制、规划、管理条例、工作制度、职责和技术质量标准等;配合教育、人事等部门对护理教育、人事等工作进行管理;并通过"卫生部护理中心"进行护理质量控制和技术的指导、专业骨干培训和国际合作交流。

各省(市、自治区)、卫生厅(局)均有1名厅(局)长分管护理工作。除个别省市外,地(市)以上卫生厅(局)普遍在医政处(科)配备一名护理专干全面负责本地区的护理管理。部分县卫生局也配备了专职护理管理干部。

各级卫生行政部门的护理管理职责和任务是:组织贯彻护理工作的方针、政策、法规和护理技术标准;提出并实施发展规划和工作计划,检查执行情况;组织经验交流;听取护理工作汇报,研究解决存在的问题;并与中华护理学会各分会互相配合。

(二)医院内护理组织系统

根据卫生部规定,县和县以上医院设护理部,实行院长领导下的护理部主任负责制。科护士长在护理部主任的领导下,全面负责本科的护理管理工作。

护士长是医院病房和其他基层单位(如门诊、急诊、手术室、供应室、产房、ICU等)护理工作的管理者。病房护理管理实行护士长负责制。护士长在护理部主任(或总护士长)、科护士长领导下,负责病房的护理管理工作。

第二节 护理质量管理

一、护理质量管理的基本概念

(一)护理质量的概念

护理质量指护理人员为患者提供护理技术和生活服务的过程和效果以及满足服务对象需要的程度。随着医学模式的转变和现代护理观的形成，护理学学术体系不断完善，护理的内涵与职能范围不断拓展，从广义上讲，护理质量包含了以下4个方面：①护理是否使患者达到了接受检查、治疗、手术和康复的最佳状态。这一质量概念的实质是主动性服务质量。②护理诊断是否确切、全面，并动态监护病情变化和心理状态的改变。③能否及时、正确、全面地完成护理程序，并形成完整的护理文件。针对不同患者的需要，实现护理服务程序化、规范化、个体化，使护理工作的各个环节符合质量标准。④护理工作能否在诊断、治疗、手术、生活服务、健康教育、环境管理及卫生管理方面完成协同作业，并发挥协调作用。这一质量概念，突出反映了护理质量的全面性、广泛性。

护理质量的评价可用公式来表达：护理质量＝实际服务质量－服务对象的期望值。由公式可以看出，虽然临床实际护理服务质量一样，却因服务对象的期望值不同出现不同的结果。有效沟通，了解服务对象的期望值，对护理质量的评价具有现实意义。

(二)护理质量管理的概念

护理质量管理是指按照护理质量形成的过程和规律，对构成护理质量的各要素进行计划、组织、协调和控制，以保证护理服务达到规定的标准、满足和超越服务对象需要的活动过程。

(三)护理质量管理的作用

有利于更好地满足患者的需求；有利于提高组织的市场竞争力；有利于护理学科的发展；有利于护理队伍建设。

二、护理质量管理的原则

(一)以患者为中心的原则

护理过程的每个环节都关系到患者的安危,因此必须坚持患者第一,满足患者的需要。

(二)以预防为主的原则

对护理质量全程各个环节都应充分重视,经常分析各种影响因素,加以控制,把质量问题消灭在形成的过程之中。一是"防止再发生",其基本程式是:问题-分析-导因-对策-规范;二是"从开始就不允许失败",其基本程式是:实控-预测-对策-规范,这是根本意义上的预防。

(三)标准化原则

质量标准化是质量管理的基础工作,包括订立护理工作质量标准、规章制度、岗位责任制度、操作规程以及质量检查标准等。

(四)事实和数据化的原则

要正确反映护理质量状况,必须以客观事实和数据为依据。不能用数据表达的现象,用事实做定性描述,并尽可能把它数据化,才能准确反映护理质量水平。

(五)以人为本,全员参与的原则

重视人的作用,调动人的主观能动性和创造性,发动全员参与是实施护理质量管理的根本。

(六)持续改进的原则

质量改进是质量管理的灵魂。要满足服务对象不断变化的需求,护理质量管理必须坚持持续改进的原则。护理人员应对影响质量的因素具有敏锐的洞察能力、分析能力和反省能力,不断地发现问题、提出问题、解决问题。

三、护理质量管理的基本方法

质量管理需要有一套科学合理的工作方法,即按照科学的程序或步骤进行质量管理活动。此外,还需要有行之有效的管理方法和技术作为支持,才能取得不断提高质量的良好效果。

(一)质量管理的基本工作制度

护理制度是临床护理工作客观规律的反映,是护理质量管理的基础。护理制度分为岗位责任制、一般护理管理制度以及有关护理业务部门的工作制度。

1.岗位责任制

岗位责任制对各级护理人员的岗位职责和工作任务进行了明确的规定，把职务责任落实到每个岗位和每个人。其目的是人人有专责，事事有人管，既有分工又有合作，从而有利于提高工作效率和质量，也有利于各项护理工作的顺利开展。

护理岗位责任制是按护理人员行政职务或业务技术职称制订的不同职责范围和行为规范。岗位职责不是一成不变的，它是随着护理工作内涵的延伸和医院管理的不断发展而进行调整、补充和发展的。

2.一般护理管理制度

一般护理管理制度指护理行政管理部门与各科室护理人员需共同贯彻执行的制度。主要包括：患者出院、入院制度；值班、交接班制度；查对制度；分级护理制度；抢救工作制度；消毒隔离制度；护理质量缺陷管理制度；特殊药品、器材管理制度；饮食管理制度；护士长夜班总值班制度；会议制度；护理查房制度等。

3.各护理业务部门的工作制度

各护理业务部门的工作制度指具体部门的护理人员需共同遵守和执行的有关工作制度。主要包括病房、门诊、急诊室、手术室、分娩室、供应室、重症监护室等工作制度。

（二）护理质量的标准化管理

1.护理标准体系

护理标准体系是指为实现护理标准化目的，将有关的标准按其内在联系形成的有机整体。护理标准体系包括以下四个层次，即国际标准体系、国家标准体系、地方标准体系、医院标准体系。

2.常用护理质量标准

常用护理质量标准包括：①护理技术操作质量标准。护理技术操作包括基础护理技术操作和专科护理技术操作。②护理管理质量标准。护理部、科护士长、护士长工作质量标准；病室管理质量标准；各部门管理质量标准；各级护理人员岗位责任。③护理文件书写质量标准。④临床护理质量标准。整体护理质量标准；特护、一级护理质量标准；基础护理质量标准；急救物品管理质量标准等。

（三）质量管理的工作程序——PDCA循环管理法

PDCA循环管理法就是按照计划（plan）、实施（do）、检查（check）、处理

(action)四个阶段来进行质量管理。

PDCA循环的步骤分4个阶段8个步骤：①分析现状，找出存在的质量问题。②分析产生问题的各种影响因素。③找出主要因素。④针对影响质量的主要因素，制订工作计划和活动措施。以上4个步骤属于P阶段。⑤按照制定的计划措施认真执行，为D阶段。⑥根据计划的要求，检查评价实际执行的结果，看是否达到预期的结果，这属于C阶段。⑦根据检查的结果进行总结，把成功的经验和失败的教训形成一定的标准、制度或规定，指导今后的工作，为A阶段。⑧提出这一循环中存在的问题，让其转入下一循环去解决。此步骤介于两循环之间。

(四)护理质量管理的常用统计方法

利用计算机信息处理功能对护理质量评价的结果，根据使用目的和具体条件进行分析。常用的方法有统计表和统计图。

(五)护理质量评价的方法

护理质量评价是一项系统工程。评价主体由患者、工作人员、科室、护理部、医院及院外评审机构构成系统；评价客体由护理项目、护理病历、护士、科室和医院构成系统；评价过程按收集资料——资料与标准比较——作出判断的系统过程实施。

1.护理质量评价的对象

常用的有以护理项目、病例、病种、患者(顾客)满意度等为评价对象。

2.护理质量评价的形式

常用的评价形式有医院外部评价、上下级评价、同级间评价、自我评价和患者评价。国外采用的同行评议，能依据护理服务标准提供客观的评价。目前多采用定期评价和不定期评价相结合的评价方式。

3.护理质量评价的结果分析

护理质量评价结果分析的方法很多，根据收集数据的特性可采用不同的方法进行分析，每一种方法都有其适用性和局限性。常用的方法有：评分法、等级法、因素比较法等。

(六)护理质量评价的误差分析

评价误差是指评价结果与实际工作质量之间存在的差距。误差的形成会不同程度影响评价结果的客观、公平、公正和工作人员的积极性。为了防止或尽可能减少评价中的误差，提高评价信度与效度，护理管理者应重视评价人员的挑选与培训，本着科学、严谨、实事求是的态度实施评价工作。

四、护理质量控制

（一）护理质量控制的概念

为确保组织目标以及为此而拟定的计划能得以实现，各级管理人员根据预定标准或发展的需要而重新拟定标准，对下级的工作进行衡量和评价，在出现偏差时进行纠正，以防偏差继续发展或再度发生。

护理质量控制是一种有目的的管理行为，其实质是保持或改变管理对象的某种状态，使其达到管理者预期的目的。护理质量控制工作贯穿在护理质量管理活动的全过程。前馈控制、同期控制和反馈控制称为控制的三级结构理论，也是护理质量控制的基本方法。

（二）护理质量控制的原则

护理质量控制必须针对具体目标，由控制者与控制对象共同参与，按实际情况设计质量控制系统。建立控制系统时应遵循以下原则。

1.组织机构健全的原则

在质量控制工作中，被控制的组织要机构健全、责任明确，所设计的控制系统能反映机构中岗位的职责，使控制工作有利于纠正偏差。

2.与计划相一致的原则

质量控制系统的建立要反映质量计划所提出的要求。确立质量控制标准和控制手段要依据质量计划，控制过程中实际活动与计划目标相一致。

3.控制关键问题的原则

管理者在护理质量控制工作中，应着重于计划完成的关键性问题和主要影响因素上。关键点的选择是一种管理艺术。临床护理工作细致，项目繁多，质量控制应选择对完成工作目标有重要意义的关键标准和指标，重点放在容易出现偏差或偏差会造成危害较大的环节。

4.直接控制的原则

直接控制的指导思想是培养合格的工作人员，及时觉察，及时纠正，减少或防止出现偏差。直接控制相对间接控制而言，是控制工作的重要方式，以采取措施保证所属人员的质量，提高人员素质，而不只是在工作出现了偏差后采取措施，追究责任。

5.标准合理的原则

应建立客观、准确、有效、适当的质量标准。标准抬高或不合理，不会起到激励作用；标准不准确，不能测量，控制工作就会失败。

6.追求卓越的原则

要使所属人员具有追求卓越的精神。在质量控制过程中，发现问题、分析原因、纠正偏差时，应寻求发展，追求卓越；在制定质量计划和质量标准、控制指标时，应具有一定的先进性、科学性，使组织和个人经过一定的努力方能达到，而不是可以随意轻取。

(三)护理质量控制的基本方法

控制的三级结构理论，即前馈控制、同期控制和反馈控制。

1.前馈控制

前馈控制又称预先控制，是一种积极的、主动的控制，指在活动之前就对结果进行认真的分析、研究、预测，并采取必要的防范措施，使可能出现的偏差在事先就得以控制的方法。前馈控制的纠正措施作用在计划执行过程的输入环节上，工作重点是防止所使用的各种资源在质和量上产生偏差，是通过对人力、财力、物力和资源的控制来实现的。其优越性在于面向未来，通过控制影响因素，而不是控制结果来实现控制目的。

2.同期控制

同期控制又称过程控制或环节质量控制，是管理人员对正在进行的各种具体工作方法和过程进行恰当的指导、监督和纠正。同期控制的纠正措施作用于正在进行的计划过程之中，是在执行计划过程中对环节质量的控制，这是护士长经常使用的一种控制方法，其有效性很大程度上取决于管理者的素质与能力，取决于护士对指示的理解度及执行力。

3.反馈控制

反馈控制又称后馈控制或结果质量控制，主要是分析工作的执行结果，并与控制标准相比较，发现已经产生或即将出现的偏差，分析其原因和对未来的可能影响，及时拟定纠正措施并予以实施，防止偏差继续发展或再度发生。反馈控制是一个不断进行的过程，管理过程中的各种信息会直接影响控制的结果，因此，质量信息的反馈应当做到灵敏、准确、及时，使反馈控制为管理者提供关于计划效果的真实信息，也可通过对计划执行结果的评价达到增强员工积极性的目的。

第三节 护理业务技术管理

一、基础护理管理

基础护理是护理人员实施护理服务最常用的基本知识和基本技术。基础护理质量的好坏,直接影响护理质量的优劣以及整个医院医疗质量的水平。

(一)基础护理技术特点

技术成熟、操作简单、应用广泛。

(二)基础护理管理的内容

1.一般护理技术管理

一般护理技术管理包括出、入院处置,体温、脉搏、呼吸、血压的测量,各种注射穿刺技术、无菌技术、消毒隔离技术、鼻饲、洗胃法、灌肠法、导尿术、口腔护理、皮肤护理、各种标本采集等管理。

2.常用抢救技术管理

常用抢救技术管理主要包括给氧、吸痰、包扎、心电监护、心肺复苏、人工呼吸机的使用等管理。

3.基础护理管理的主要措施

(1)树立以患者为中心的整体护理理念,强化护理人员重视基础护理的意识。

(2)成立基础护理管理小组,科学地制订和修改各项基础护理操作常规及操作的流程质量要求和终末质量标准,并设计训练计划和考核措施。

(3)定期开展“三基”(基本理论、基本知识、基本技能)培训:护理人员不仅要在临床实践中提高基本技能,还应有专门的示教室集中指导,学习规范、科学的技术操作,使人人达标。

(4)强调日常督促、日常检查,严格要求执行。护理人员在日常工作中,应坚持规范化、标准化操作。各级护理管理人员经常深入临床第一线,按要求检查督促各项基础护理的实施。

二、专科护理管理

专科护理技术是指临床各专科特有的护理知识和技术。

（一）专科护理技术的特点

专科性强、操作复杂、新技术多。

（二）专科护理技术的内容

专科护理技术的内容大体分3类：疾病护理技术、专科一般诊疗技术、专科特种诊疗护理技术。

（三）专科护理管理的主要措施

（1）护士长组织专科护理知识的学习，让护理人员充分熟悉专科疾病知识，掌握专科护理常规和业务技术特点。

（2）护理部组织科护士长、护士长以及专科护理人员，结合专科护理的经验，制订专科各疾病的护理常规，且根据医疗和护理技术的更新不断修订和充实。

（3）搞好专科病房的医、护协作。护理人员应经常参与医师查房、有关专科医疗与护理新进展的学习。鼓励参与专科科研活动，以利提高专科医疗、护理质量。

（4）护理管理者应组织专科技术训练，学习新仪器的使用和抢救技术操作。

（5）加强专科精密、贵重仪器的保养。专人负责，定点存放，定时检查和维护，建立必要的规章制度。护理人员要了解仪器的性能、使用方法、操作规程等主要事项。

（6）贯彻落实以患者为中心的整体护理思想。专科患者其疾病的特点与发病规律有共同特点，护士应根据患者的具体情况，拟定临床护理路径、开展健康教育、预防并发症的发生。

三、新业务、新技术的管理

（一）新技术新业务的概念

广义的指在国内外医学领域里近10年来具有发展新趋势的新项目以及取得的新成果和新手段，狭义的指在本地区、本单位尚未开展的项目和尚未采用过的手段。

（二）新业务、新技术的管理措施

（1）加强对新业务、新技术的论证。对拟开展的新业务、新技术，在开展前应进行查新和系统论证，保证先进性。

（2）建立审批制度。护理新业务、新技术立项后先呈报护理部审批同意，再呈报医院学术委员会批准；本单位研究成功的新技术、新护理用具必须经过护理学术组和院内外有关专家鉴定，方可推广应用。

(3)选择应用对象。新业务、新技术的推广，应用对象的选择至关重要，关系到应用的成败。选择应用的对象应具备开展新业务、新技术的基本条件，包括对新业务、新技术的兴趣，技术水平，设备条件等。一个科室不能完成的应成立协作组，吸收有关科室人员参加，发挥集体的智慧。

(4)建立资料档案。档案内容包括新业务、新技术的设计，查新，应用观察和总结等。

(5)总结经验，不断改进。在开展新业务、新技术的过程中，要不断总结经验，反复实践，逐步掌握规律，并逐步建立一整套操作规程或常规，供推广使用。

第四节　临床护理教育管理

临床护理教育是指继医学院校教育之后，对从事临床护理专业技术工作的各类护理人员进行专业教育的统称。其内容包括新护士岗前培训、护士规范化培训、继续护理学教育、护理进修生培训等。

一、新护士岗前培训

新护士的岗前培训可以帮助其尽快转换角色、熟悉环境，有利于新成员严格地执行医院各项规章制度，很快地投入临床护理工作中，成为一名合格的护理工作者。培训内容及安排主要包括以下几方面。

(1)护士办理报到手续后，按规定时间和地点接受岗前培训。

(2)岗前教育由护理部统一安排，时间一般为1～2周，主要以讲座形式进行。

(3)岗前教育内容：①医院发展史及概况、医院布局。②医院规章制度、护理法律与法规、临床护理工作常规及制度、消毒隔离制度。③护士礼仪培训、安全教育、应急预案。④护理基础操作技术、复苏与急救等。

(4)培训结束后根据培训内容进行理论及操作的考核，成绩合格者方可进入临床工作。

二、护士规范化培训

随着医学科学的发展和社会的不断进步，护理学的工作领域不断拓展，对临床护理工作也提出了更高的要求。护理人员必须进一步学习新理论、新知识，掌握新技术、新方法，才能适应需要，所以护理人员的继续教育与规范化培训显得尤其重要。

（一）规范化培训的内容

（1）护理基本理论、基本知识、基本技能。

（2）专科医学和护理学知识、技能。

（3）沟通、交流能力。

（4）护理专业理论及临床教学、护理管理、护理科研等综合内容。

（5）护理新业务、新知识、新技术。

（6）部分护士进行外语培训。

（7）根据专科护理领域的工作需要，有计划地培养临床专业化护理骨干和临床专业护士。

（二）规范化培训的途径

（1）科室制订培训计划，有计划地组织讲课、示教、查房和考核。

（2）护理部制订年度培训计划，按时进行护理理论与操作方面的学习、培训和考核。

（3）院内定期组织护理专业和相关专业的讲座，由本院护理专业骨干或院外专家讲课。

（4）参加院外各种会议交流、学习班、研讨班等。

（三）规范化培训的考核与管理

护士规范化培训应作整体规划，建立培训档案和考核制度，分层次进行。护理部组成领导小组，对全院规范化培训工作进行领导和管理。使护士规范化培训做到规范化、制度化，培训对象、时间、内容三落实。

三、继续护理学教育

继续护理学教育是继毕业后规范化专业培训之后，以学习新理论、新知识、新技术、新方法为主的一种终生性护理学教育，目的是使护理技术人员在整个职业生涯中不断提高专业工作能力和业务水平。

(一)组织管理

1.对象

继续护理学教育的对象是毕业后通过规范或非规范化的专业培训,具有护师及护师以上专业技术职务的正在从事护理专业技术工作的护理技术人员。

2.组织形式

在医院继续医学教育领导小组、专业指导委员会、专家考评组的指导下,护理部成立继续护理学教育学科组。学科组成员包括护理部主任、教学秘书、总护士长。

医院继续医学教育组织具体分工如下:护理部负责高级职称护理人员继续护理学教育的实施工作;总护士长负责各病区主管护师继续护理学教育的实施工作;护士长负责各病区护师继续护理学教育的实施工作。

医院继续医学教育组织负责全院继续护理学教育项目及其主办单位和学分的申报,制定医院继续护理学教育发展计划。

(二)培训内容与形式

继续护理学教育内容要适应不同专科护理人员实际的需要,以现代护理学科发展中的新理论、新知识、新技术、新方法为重点。具体教育活动内容包括:学术会议、讲座、专题讨论、讲习班、调研考察报告、疑难病例护理讨论会、技术操作示教、短期或长期培训、提供教学、学术报告、发表论文、著作等。教育形式和方法可根据不同内容和条件灵活制订,一般以短期和业余在职学习为主。

四、护理进修生培训

进修护士主要来源于下级医院,对进修人员的培训应注意以下几个方面。

(1)进修生必须具备良好的政治和业务素质,身体健康,具有3年以上本专业实际工作经验的中专以上学历的护士,并取得中华人民共和国卫生部颁发的护士执业证书。

(2)进修生由护理部审核其资格,并依据双方具体情况确定进修期限。

(3)进修生报到后,由护理部集中培训一周,考核后方可进入病区,着统一的护士服。

(4)各病区在进修生报到一周内,根据培训目标、要求和进修人员水平制订出进修生培训计划。

(5)各病区指定具备大专以上学历、临床经验丰富的护理人员担任进修生的带教工作。病区护士长指导、督促进修计划的落实。

(6)进修生不得随意更改进修专业,也不得任意延长或缩短进修时间。进修期间必须严格遵守医院的各项规章制度。

(7)进修结束后,护士长和带教教师对进修生的政治表现、学习态度、专业水平以及组织纪律等作出鉴定。经护理部审查后,寄给进修生所在工作单位。

第五节 护理安全管理

一、护理安全的重要性

护理安全是指在实施护理的全过程中,患者不发生法律和法定规章制度允许范围以外的心理、机体结构或功能上的损害、障碍、缺陷或死亡。护理安全是护理管理的重点,其重要性主要体现在以下 3 个方面。

(1)护理安全直接关系护理效果:安全、有效的护理可促使患者疾病痊愈或好转,而护理不安全因素则使患者的疾病向相反方向转化,护理安全与护理效果存在因果关系。

(2)护理安全直接影响医院的社会效益与经济效益:护理不安全带来的后果,不仅损坏医院在患者和公众心目中的形象,给医院的信誉造成负面影响,而且还增加医疗费用的支出,增加患者经济负担和医院额外开支。

(3)护理安全是衡量医院护理管理水平的重要标志:护理安全可以综合地反映出护理人员的工作态度、技术水平以及护理管理水平。

二、护理安全的影响因素

影响护理安全的因素很多,其中最主要的因素是以下几个方面。

(一)人员素质因素

人员素质因素指护理人员的思想素质、职业道德素质、心理素质、身体素质。当这些素质不符合或偏离了护理职业的要求,就可能造成言语、行为不当或过失,给患者身心带来不安全的结果或不安全感。

(二)技术因素

业务知识缺乏、经验不足、技术水平低、操作失误等均可给患者造成不良后果。

(三)管理因素

管理不严或失控是影响护理安全的重要因素。如制度不健全、监控不严、不重视业务技术培训;护理人员严重不足、配置不合理等。

(四)物资因素

护理物品、设备与药品是构成护理能力的重要组成部分,数量不足、质量不好等因素都会影响护理技术的正常发挥。

(五)环境因素

环境因素是指患者住院期间的生活环境安全。包括:①医院的基础设施、病区物品配备和放置存在的不安全因素。②环境污染所致的隐性不安全因素。③医用危险品管理及使用不当也是潜在的不安全因素。④病区的治安问题:如防盗、防治犯罪活动等。⑤社会环境:患者的经济状况、家庭及社会对患者的关心程度。

(六)患者因素

护理活动的正常开展有赖于患者的密切配合。患者的心理素质、对疾病的认识及承受力,将影响其情绪、行为及医嘱的依从性,影响护理安全。

三、护理安全的控制

(1)加强教育,提高护理人员对护理安全重要性的认识。

(2)增强法制观念,依法管理。加强法制教育,增强法律意识和法制观念,自觉遵守法律、法规,防范护理缺陷,并运用法律武器维护自身的合法权益。

(3)加强专业理论技术培训,不断提高护理人员的专业技术水平,从根本上防止技术性护理缺陷的发生。

(4)建立、完善护理安全监控机制。①明确责任:实行"护理部-科护士长-护士长"三级目标管理责任制,各司其职,定期分析形势,发现苗头,及时纠正。②建立、健全安全管理制度:严格要求、严格管理,促进安全管理制度的落实,使护理安全工作走上制度化、标准化、规范化的轨道。③把好物品验收关:验收护理物品时应检查物品质量、性能是否符合安全要求,是否对患者及操作人员构成潜在危险。④坚持预防为主的原则:重视事前控制,做到"三预、四抓、两超",即预查、预想、预防,抓易出差错的人、时间、环节、部门,超前教育、超前监督。

此外,护理人员配置不足及不合理,也是影响护理安全的因素。因此,护理管理者应合理配置人力资源,使护理人员数量适宜,各类职称、各种层次的护理人员比例恰当。

四、护理管理与法

传统意义上的护理管理更多的是依据护理专业要求、技术规则和职业道德规范进行管理。在人们法律意识不断增强的情况下，这种管理模式就显得不能适应。所以，应加强护理管理中依法管理的认识和实践。

(一)护理管理主要依据的法律规范

1.相关法律、法规、规章

(1)法律：主要有《中华人民共和国传染病防治法》《中华人民共和国母婴保健法》《中华人民共和国献血法》《中华人民共和国执业医师法》《中华人民共和国药品管理法》《中华人民共和国食品卫生法》等适用于医疗卫生管理工作的卫生法律，以及《中华人民共和国刑法》《中华人民共和国刑事诉讼法》《中华人民共和国民法通则》等基本法律中与医药卫生有关的条款。

(2)卫生法规和规章：主要有国务院制定颁布的《医疗机构管理条例》《血液制品管理条例》《传染病防治法实施办法》《医疗事故处理条例》《麻醉药品管理办法》等卫生行政法规；由卫生部或卫生部与有关部委联合制定发布的《中华人民共和国护士管理办法》《医疗机构管理条例实施细则》《医疗机构临床用血管理办法》《消毒管理办法》《医疗事故技术鉴定暂行办法》《医疗事故分级标准(试行)》《医疗机构病历管理规定》《病历书写基本规范(试行)》等卫生部门(或行业)规章。

2.相关的标准、规范

主要有卫生行政部门以及全国性行业协(学)会根据本行业特点制定的标准、规范。可以分为：①基础标准，如名词术语、疾病编码等。②方法标准，如流行病学调查方法、疾病诊断方法、化验或检验方法等。③专业标准，如医疗器械、生物制品、血液制剂、消毒剂、消毒器械、环境卫生、职业卫生等。主要包括：《医院消毒卫生标准》《消毒供应室验收标准》《临床输血技术规范》《医院感染管理规范》《医疗机构诊断和治疗仪器应用规范》等。

3.诊疗护理规范、常规

主要指由各医疗机构根据本单位的情况制定公布的各类工作规范性文件，包括对业务技术工作的规范，对医务人员行为的规范和对管理工作方面的规范。这些规范性文件，严格讲不属法律和法规，但具有规范工作的作用，是依法管理的依据。以疾病诊疗护理常规和技术操作规程形式表达的规范性文件，属技术工作规范，是医疗卫生机构开展业务活动的基本依据；以医院工作制度、岗位职责等形式表达的规范性文件，包括一般管理制度和各部门工作制度，是医院管理工作的基本依据。

(二)依法管理

1.加强学习培训

《医疗机构管理条例》第二十九条规定："医疗机构应当加强对医务人员的医德教育。"《医疗事故处理条例》第六条规定："医疗机构应当对其医务人员进行医疗卫生管理法律、行政法规，部门规章和诊疗护理规范、常规的培训和医疗服务职业道德教育。"

通过学习培训，提高护理人员对依法执业、依法管理重要性的认识、学习和掌握有关法律知识、培养与岗位要求相适应的专业技术能力，是护理工作依法管理的基础。

2.建立健全工作规范、规章制度

建立健全工作规范和规章制度的基本依据是相关法律、法规和规章。护理管理人员应该不断提高自身的法律意识和依法管理水平，对于有明确法律、法规规定的应严格按规范执行。

3.贯彻预防为主，建立防范机制

护理工作具有工作环节多，技术性强，服务要求细，时间连续性强等特点。因此管理者应从提高整个护理系统的管理规范化和工作规范化入手，在临床护理、技术操作、用药安全、感染控制、器材设备安全和环境安全等方面建立有效的监测、防范机制。

第三章 专科常用护理技术

第一节 内科护理操作技术

一、呼吸内科护理操作技术

（一）振动排痰仪的应用

1.用物准备

振动排痰仪，包括No209叩击接合器、No210叩击头、No212叩击头、No228叩击头、No229叩击头、No230叩击头。

2.操作要点

（1）将用物携至床旁，查对患者。

（2）对意识清醒的患者，做好解释工作，以取得合作。

（3）准备操作前，协助患者取舒适体位，操作者选择适当的叩击头。

（4）连接电源线，打开电源开关，此时通电指示灯亮，代表电源已经连接好，机器可以准备开始工作。

（5）旋转频率调节旋钮至黄色区域（PAUSE），此时时间显示窗显示“0000”，频率显示窗显示“00”。

（6）调节时间旋钮到所需的治疗时间。

（7）调节频率旋钮，在绿色的区域范围，（开始时用比较低的频率）机器开始工作。

（8）将叩击头放在患者肺部下叶处，持续30秒左右，提起叩击头，向上移动，放在另一个部位，进行叩击，从下向上，从外向里，顺序叩击直到整个肺部及肋部。叩击过程中应缓慢、有次序地移动，不要快速、随意移动，以免影响治疗效果。在肺下叶部及肺部感染部位,可适当延长叩击时间,同时加大压力,使积蓄的黏液从毛细支气管振落,流向大的支气管,在大的支气管中,黏痰刺激咳嗽中枢,从而排出痰液。

3.注意事项

(1)排痰机的基本治疗频率为 20～30 CPS,开始治疗时要选择比较低的频率,给患者以适应的过程。

(2)圆形叩击头使用时一定要连接叩击接合器。

(3)使用 230 海绵轭状叩击头治疗时不能使用叩击接合器。

(4)使用叩击接合器时,要使叩击接合器上的箭头指向患者的主气道方向。

(5)避免交叉感染,应使用一次性叩击头罩。

(6)每天治疗 2～4 次,在餐前 1 小时、餐后 2 小时进行治疗,治疗前可先进行雾化吸入治疗。

(7)患有下列疾病者禁忌使用:胸部接触部位皮肤及皮下感染;肺部肿瘤及血管畸形;肺结核、气胸、胸腔积液及胸壁疾病;未局限的肺脓肿;出血性疾病或凝血机制异常有出血倾向;肺部血栓、肺出血及咯血;急性心梗、房颤、室颤、心脏内附壁血栓。

(8)使用中注意观察患者耐受程度及生命体征变化,如发生操作部位出现出血点和皮肤瘀斑;患者咳出血痰;危重患者出现明显的心率、血压改变等情况应立即停止使用排痰仪,并告知医师,采取相应处理措施。

(二)呼吸机应用

1.用物准备

呼吸机及管道、滤纸、无菌蒸馏水、治疗卡、呼吸机使用登记本、笔、弯盘。

2.操作要点

(1)携用物至床旁,对意识清醒的患者做好解释,说明应用呼吸机的必要性,取得合作,训练与患者的非语言沟通。

(2)呼吸机的连接:①连接空气压缩机、主机电源及氧源;②湿化器的水罐内放入滤纸及无菌蒸馏水;③连接呼吸机管道、模拟肺,保持密闭;④依次打开空气压缩机、主机和湿化器电源开关。

(3)呼吸机的调试(根据患者病情):①选择呼吸模式;②依次调节潮气量、呼吸频率、峰流速(或 I/E)、氧浓度、触发灵敏度、基础流量,必要时加用 PEEP、MMV;③调节报警限;④调节湿化器温度。

(4)检查呼吸管道、湿化器、模拟肺是否紧密,观察监护面板上的各项指标是否正常，正常后方可用于患者。

(5)去掉模拟肺，连接患者；观察胸廓起伏，听诊双肺呼吸音。

(6)对清醒的患者，询问其感受，并随时调整呼吸机参数。

(7)待自主呼吸、肌力恢复，血气分析正常，可试脱机30分钟。若血气分析仍正常，无呼吸困难征象时，可拔除气管插管。

(8)停用时，向患者解释病情，鼓励患者自主呼吸，同时观察呼吸频率和幅度。

(9)依次关掉主机、空气压缩机、湿化器电源开关，切断氧源和所有电源。

(10)询问患者胸闷憋气情况，观察有无声音嘶哑，遵医嘱给予雾化吸入。

(11)整理床单位及用物；记录呼吸机使用时间。

(12)擦拭呼吸机，更换过滤膜，消毒呼吸管道，安装备用。

3.注意事项

(1)呼吸机使用前应测试其功能。

(2)与患者建立非语言沟通，了解其心理状态和感受。

(3)严密观察病情变化及实际监测值，如有报警，查找原因，及时处理。

(4)使用SIMV时，应密切观察患者自主呼吸恢复情况，与呼吸机是否同步。

(5)根据病情做血气分析，以调节通气量和吸氧浓度。

(6)保持呼吸道通畅，及时清除呼吸道分泌物。

(7)使用中的呼吸机管道应每天清洁消毒一次。

二、心血管内科护理操作技术

(一)心电监护仪的应用

1.用物准备

心电监护仪(包括监护导联线、电源线、地线)、电极膜、治疗车上放治疗卡、75%乙醇溶液、棉签、纱布、弯盘等。

2.操作要点

(1)将用物携至床旁，查对患者；向患者或家属做好解释工作，嘱患者或协助患者排便。

(2)接好地线、电源线；打开电源开关，调好选择开关，接监护导联线。

(3)解开患者上衣纽扣，露出胸部。

(4)选择左右两侧锁骨中点外下方及左侧腋前线平第6肋间为电极膜粘贴处。

(5)先用纱布擦拭皮肤去脂,然后用75%乙醇棉签清洁消毒粘贴电极膜处的皮肤,待干。

(6)粘贴电极膜,连接监护导联线,白线(RA)接右侧,黑线(LA)接左侧,红线(LL)接左侧腋前线第六肋间的电极膜,为患者盖好被子。

(7)显示屏上出现心电图波形,按导联键选择清楚的导联为监护导联。

(8)按ECGSize键,适当调整心电图波形大小,QRS振幅应>0.5 mV,以能触发心率计数。

(9)按键调节心率报警上下限,选择报警范围。

(10)选择心律失常时,监护仪自动报警和记录。

(11)观察心电图波形。

(12)病情平稳后,遵医嘱停止心电监护。

(13)关闭显示开关,然后关闭电源开关。

(14)分离导联线,取下电极膜,用纱布擦净电极膜处皮肤。

(15)协助患者扣好纽扣,整理床单位。

(16)取下电源线、地线及导联线,整理用物。

3.注意事项

(1)注意安全,接好地线。

(2)胸前综合导联所描记的心电图不能按常规心电图的标准去分析ST-T改变和QRS波形的形态。

(3)安装电极时应使皮肤脱净油脂,尽可能降低皮肤电阻,避免QRS波振幅过低或干扰变形。

(4)电极应与皮肤紧密接触,出汗时随时更换;为便于除颤,必须留患者心前区除颤放置电极板的位置。

(5)严格交接班制度,各班应对病情及监护系统运转情况详细交接,并记录,一旦仪器出现故障,必须与专职维修人员联系,切勿擅自拆机。

(6)造成心电监护干扰的原因有交流电干扰、皮肤清洁脱脂不彻底、电极固定不良或脱落、导线断裂、导电糊干涸等,应认真查找原因给予解决。

(二)阿托品试验

1.用物准备

心电图机、导电糊、注射用治疗盘、注射器、输液器、10%葡萄糖溶液、阿托品、0.75%碘酊、棉棒、止血带、弯盘等。

2.操作要点

(1)洗手、戴口罩,衣帽整洁。

(2)携用物至患者床旁,查对患者床号、姓名。

(3)向患者解释试验的目的及注意事项,以取得配合。

(4)注射药物前做对照心电图。

(5)抽吸阿托品 0.5～1 mg 加入 10%葡萄糖溶液 10 mL 在 1 分钟内静脉注入,并立即描记心电图。以后 1 分钟、3 分钟、5 分钟、7 分钟、10 分钟、15 分钟、20 分钟分别做 1 次心电图。

(6)做完后安置患者、整理用物,分析心电图并给予判断。

3.注意事项

(1)前列腺肥大、青光眼、颠茄类药物过敏的患者忌做。

(2)试验中应密切观察药物的不良反应及心率、心律变化,如有异常及时通知医师并配合处理。

(3)注射阿托品后,心率＞100 次/分,则为阴性,提示迷走神经张力增强引起的心动过缓;心率＜100 次/分为阳性,提示为窦房结功能低下所致心动过缓。

(三)普萘洛尔试验

1.用物准备

心电图机、普萘洛尔(心得安)20 mg。

2.操作要点

(1)向患者解释试验的目的和注意事项,试验前做全导联心电图,以便对照。

(2)患者口服普萘洛尔 20 mg,服后 1 小时、2 小时各描记心电图 1 次,观察结果。

(3)做完后安置患者、整理用物,分析心电图并给予判断。

3.注意事项

(1)心力衰竭、低血压、窦性心动过缓、房室传导阻滞、支气管肺疾病、肺高压、糖尿病、孕妇、肝。肾功能不良者应禁做或慎做普萘洛尔试验。

(2)试验前 3 天应停服有关药物。

(3)普萘洛尔剂量要准确,按时做心电图,图形清晰、无干扰。

(4)试验中若出现心动过缓等异常,应及时遵医嘱给予阿托品等药物。

(5)口服普萘洛尔后心电图恢复正常,则为阳性,反之为阴性。

三、泌尿内科护理操作技术

（一）血液透析操作规程

1.用物准备

血液透析机、浓缩透析液、水处理装置、血液透析器（简称透析器）、血液透析管路、穿刺针、0.9%氯化钠溶液、创可贴。治疗盘内放置：无菌治疗巾、0.5%碘伏、棉签、肝素氯化钠液、注射器、止血带、弯盘等。

2.操作要点

透析前向患者说明透析的目的和方法，取得患者同意配合，签同意书，并进行完整的病史收集，全面体检，确立诊断，遵医嘱查生化十项、肾功能、HBV、测体重。

(1)开始透析时准备活动包括：①开启水源，打开机器，进行功能自检。②连接A、B浓缩液、装上Bicart筒。③功能自检完成后，将透析管路、中空连接机器，2 000 mL0.9%氯化钠溶液冲洗，为体外循环回路进行预冲及排气程序，将透析液连接中空纤维透析器。④按下超滤键，并检查/调节透析器类型，预充超滤率及最低超滤率。⑤按下闪亮中的血泵键，透析液旁路键，并调节血流速，然后停止血泵键。⑥设定时间、超滤量、肝素量及停止时间，按下并启动空气探测器，将肝素注射器装置肝素泵上。⑦按无菌操作穿刺患者的动脉、静脉成功后，创可贴覆盖穿刺点、加盖无菌治疗巾。⑧检查机器无红灯亮起，将动脉血路连接患者，按下血泵键开始血流，当血路中的无菌0.9%氯化钠溶液冲洗完毕至静脉端时，再连接患者之静脉。⑨将闪亮中的静脉压键、跨膜压键、超滤键按下，增加血流速，开始血液透析。⑩整理用物。

(2)透析过程中的活动包括以下几方面。

1)随时观察血流量、静脉压、跨膜压、透析液压、透析液温度、中空纤维透析器有无凝血并记录。

2)透析中血液回路监测：动脉血路压力：通常动脉血路泵与内（外）瘘之间压力为2.7～10.7 kPa(20～80 mmHg)。如发生动脉血路过度抽吸时，应及时找出原因并做正确处理。①静脉血路压力监测：静脉血路压力为6.7～13.3 kPa(50～100 mmHg)，静脉压增高时应分析原因，及时处理。②气体检测：血路中在静脉压力检测器远端设置静脉空气收集室及气体检测器，这两个装置可防止血液环路中回输血液中的气体进入患者体内。③漏血监测：在一定情况下透析液内存在的气泡、黄疸患者透析液中的胆红素及某些外源性污染都会引起错误的漏血报警，透析液在肉眼下看不到颜色的改变，如出现漏血报警，应查尿中红细胞、检查透析液，分析是否漏血。如出现漏血，必要时送回血液，终止透析。

3)严密观察患者病情、生命体征变化、用药情况、穿刺部位有无渗血现象等，并随时做好记录。

(3)当治疗结束时，时间灯亮起，超滤率降至最低，跨膜压限制范围扩大。流程包括：①按下时间键确认。②停止血流，将动脉血路与患者分离，接0.9%氯化钠溶液冲洗，当血液回到患者体内后，停止血泵，将静脉血路与患者分离，穿刺点用弹性绷带加压包扎。③除去预冲探测器中的静脉血路，将a、b浓缩液吸管放回机器中。④不同透析器按各自相应的要求消毒。⑤患者穿刺部位用弹力绷带包扎、固定，安全送回病房。

3.注意事项

(1)穿刺动脉、静脉时严格执行无菌操作原则，预防感染。

(2)透析过程中应严密观察体温、心率、心律、呼吸、血压的变化，每30～60分钟测量血压1次。

(3)注意观察患者在透析过程中有无寒战、头疼、头晕、恶心、呕吐、肌肉抽搐或其他精神症状等，并给予对症处理，同时观察透析液浓度、温度的变化，温度应控制在36～37 ℃。

(4)透析间歇期体重增加不超过自身体重的3%～5%。

(5)透析间歇期应注意保护动静脉瘘一侧的肢体，严禁进行血管穿刺和测血压，观察血管造瘘部位震颤及杂音存在与否，以便随时发现栓塞，及时排除。

(6)注意血透机的各种报警声，并及时调整。

(二)腹膜透析操作规程

1.用物准备

腹膜透析的装置有：腹透管(已植入患者腹膜腔内)、过渡性短管(植管时已与腹透管的外端连接)；双联系统：包括透析液袋、空袋、管路(Y形)、一次性碘伏帽；治疗盘内放置：腹透液、一次性碘伏帽、双联袋、弯盘。

2.操作要点

(1)检查腹透液有无混浊、沉淀及霉点、漏水等，称量重量并记录。

(2)干热法加温腹透液至38 ℃。

(3)治疗盘内放置腹透液、一次性碘伏帽、双联袋、弯盘。

(4)推用物至患者床前，向患者作解释，并询问是否大小便。

(5)打开腹透液，并与双联袋连接好，将盛腹透液和双联袋的外包装袋放于弯盘内。

(6)将腹透液挂于输液架上,并将腹透液管内的气体排空后关闭腹透液管上的夹子,拧下腹膜透析短管上的碘伏帽,将双联袋一端的 Y 形管端的保护环拉下与碘伏帽一同放于弯盘内,将 Y 形管与腹膜透析短管旋接好。

(7)旋开腹膜透析管端的连接保护罩,从腹腔内放出透出液于空袋内。透出液放毕,将其管上的夹子关闭,打开腹透液管上的夹子,将腹膜透析液输入腹膜腔内,观察入液过程中的反应,如有无疼痛、腹胀、入液是否顺利。

(8)液体输入完毕,旋好连接保护罩,取出一次性碘伏帽,将 Y 形管与腹膜透析管旋开后,将一次性碘伏帽旋于腹透管短管上。

(9)协助患者将腹膜透析管固定于腰间。

(10)观察透出液颜色、性质,称量重量,并记录于透析记录本上。

(11)整理用物,处理透出液。透析液注入前要置于恒温箱内加热至 38 ℃,切忌水溶加热,容易污染。如室温大于 24 ℃,则无需加热。

(12)测血压、脉搏、呼吸、心率、体温,注意全身情况变化,准确记录透析过程,透析出入量及透析时间,24 小时小结 1 次。

(13)观察和记录透出液的颜色、透明度,及时送常规检查。

3.注意事项

(1)使用前检查袋装透析液有无漏水、混浊、沉淀及霉点等问题。

(2)透析液加温后按医嘱添加药物。严格无菌操作,预防腹腔感染,每 1 000 mL透析液中加入肝素 200～500 U,防止纤维蛋白凝固所致的腹透管阻塞。

(3)标准腹透液中不含钾,酌情加入氯化钾 2～4 mmol/L,若系低血钾应酌情增加。

(4)由于腹透液中含葡萄糖,对糖尿病患者应酌情加入适量胰岛素;水肿明显者,透析液中加入适量葡萄糖提高其渗透压,可增加超滤量。

(5)透析液注入时防止气泡进入管道,造成引流不畅。

(6)病室每天紫外线消毒,室内物品用消毒液擦拭。

四、内分泌科护理操作技术

(一)末梢血糖监测

1.用物准备

治疗盘内放 75% 乙醇溶液、无菌棉签、采血笔、采血针头、血糖仪、血糖试纸、血糖记录表、弯盘。

2.操作要点

(1)携用物至床旁,核对床号、姓名、检查血糖仪,调整好日期和时间,取出试纸盒内的密码牌,关机状态下,由左侧将密码牌插入密码槽内。

(2)打开血糖仪开关,确认显示屏上的数字与血糖试纸筒上的密码一致,当显示屏出现闪烁的试纸符号时,按箭头所指方向插入试纸。

(3)更换采血针头,消毒患者手指,待干后采血。

(4)见血糖仪显示屏上出现滴血标志时,将血滴在试纸测试区内,干棉签压迫采血点 2 分钟,10～15 秒显示结果。

(5)取出试纸条,记录结果,关闭血糖仪。

(6)整理用物。

3.注意事项

(1)每更换一盒试纸条时,应更换相应的密码牌。

(2)采血量要充足,检查小圆窝颜色分布是否均匀一致,若不均匀,应重新更换试纸测试,以免结果不准确。

(3)注意血糖仪的保养,测试区保持清洁干燥,显示屏防止刮花模糊,血糖仪避免剧烈震荡。

(4)采血针头一用一更换,不要将采血笔处于采血状态而搁置,以防污染。

(5)每次从试纸筒内取出试纸,均应立刻将含有干燥剂的筒盖盖好,以防试纸变潮失效。

(6)血糖仪至少 2 个月清洁一次,使用 75%乙醇溶液擦拭或用清水冲洗,禁用其他清洁剂,以防测试窗表面被化学物质腐蚀。

(二)口服葡萄糖耐量试验

1.用物准备

治疗盘内放置 75 g 葡萄糖粉或 50%葡萄糖 8 支;水杯、试管 5 个,分别标明空腹、30’、60’、120’、180’字样的空针 5 个。

2.试验方法

(1)向患者解释试验目的、方法及注意事项,以取得合作。

(2)试验前天晚餐后禁食,直至试验结束,一般禁食不少于 8 小时。

(3)将 75 g 葡萄糖粉溶于 300 mL 水中(或 50%葡萄糖溶液 150 mL＋水 150 mL),在 5 分钟内饮完。

(4)服葡萄糖前及服后 30 分钟、60 分钟、120 分钟、180 分钟各抽血查血糖,同时做尿糖定性。

(5)试验完毕,立即送检标本,嘱患者进食。

3.注意事项

(1)感染、发热、腹泻、糖尿病酮症患者忌做葡萄糖耐量试验。

(2)试验前3天可正常进食,每天进食需含碳水化合物300 g以上。

(3)若患感冒、发热等疾病者,应治愈后再做此试验。

(4)试验前3天停用影响糖代谢的药物,特别是巴比妥类、单胺氧化酶抑制剂及避孕药等。

(5)服葡萄糖后出现恶心时,应停止试验并通知医师对症处理。

(三)B-D空针注射胰岛素法

1.用物准备

注射盘内放75%乙醇溶液、无菌棉签、注射单、B-D空针、胰岛素注射液、启瓶器、弯盘。

2.操作要点

(1)着装整洁,洗手戴口罩。

(2)备齐用物,携至床旁。严格查对,向患者说明目的。

(3)检查胰岛素(中效与长效需混匀),消毒后开启瓶盖,消毒瓶塞。

(4)检查B-D空针外包装上的失效期,取出B-D空针,旋转取下前端和后端的针帽,抽取与所需注射胰岛素等量的空气,将空气注入正立的胰岛素瓶中,倒转胰岛素瓶,抽取所需剂量的胰岛素,如果需注射长、短效胰岛素混合剂时,应先抽短效后抽长效,抽吸完毕混合均匀,针头端套红色针帽备用。

(5)协助患者取正确姿势,选择注射部位(大腿外侧、三角肌、臀部、腹壁脐周5 cm以外)。

(6)消毒皮肤,由内向外,直径5 cm,待干。

(7)取下保护针帽,排尽注射器内空气。

(8)提起注射部位的皮肤和周围组织,以90°角(肥胖)或45°角(消瘦)快速注射。

(9)注射完毕,干棉签压针眼,迅速拔针。

(10)整理用物,观察药物反应,嘱患者30分钟进餐。

3.注意事项

(1)胰岛素的储存温度为2~8 ℃,避免暴露于严寒或阳光直射处。

(2)注射前30分钟进行常温下复温。

(3)经常轮换注射部位,间距2.5 cm,切忌在距脐周5 cm之内注射。

(4)药品、注射器应专人专用,避免污染。

(5)若需同时注射短效和长效胰岛素,应先注射短效胰岛素再注射长(中)效胰岛素。

(四)诺和笔注射胰岛素法

1.用物准备

治疗盘、0.75%碘酊、棉签、诺和笔、重组人胰岛素笔芯、针头、弯盘。

2.操作要点

(1)诺和笔的安装:①压着笔帽顶部,将诺和笔从笔盒内取出;②逆时针方向扭转并拔下笔帽;③逆时针拧开笔芯架;④将活塞杆往右转,直到活塞杆完全进入为止,注意不要将活塞杆直接往回推;⑤将笔芯装入,颜色代码帽一端先放入,装入前检查药物的质量及有效期,若笔芯为混悬液,使用前使之重新混匀;⑥旋转机械装置与笔芯架,将二者紧密连接起来;⑦将诺和针的保护片撕去,消毒笔芯颜色代码帽端,随后将针头紧紧地拧在颜色代码帽上,安装好针头。

(2)注射前准备:首先注射前,旋转剂量选择环处于2单位,排气,可见胰岛素滴挂在针头上。再次旋转剂量选择环至所需注射剂量备用。以后每次注射之前都要检查剂量选择环是否处于零位。确保针头针尖处可见到胰岛素滴,否则注射的胰岛素剂量可能不足。

(3)剂量选择:根据注射的剂量,向右转动剂量选择环至所需刻度。

(4)实施注射选择注射部位消毒,注射,进针后完全按下注射推键,注射完毕不要立刻拔针,针头保留在皮下至少6秒钟,拔出针头之前,应一直紧按注射推键不放松。注射结束,戴上针帽和笔帽,将诺和笔放回笔盒,放入冰箱冷藏备用。

(5)观察患者用药后反应并做好记录。

3.注意事项

(1)对诺和笔应爱护使用,谨防坠落,避免撞击坚硬物体;取出盒外应注意防尘,保持清洁。

(2)安装机械装置部分和笔芯架前,应确认活塞杆已经完全回复到机械装置部分内。

(3)保持机械部分与笔芯架之间结合紧密,不出现松脱。

(4)每次注射之前,均应针头朝上,排尽空气,查看笔芯中胰岛素剂量是否足够本次注射。

(5)剂量选择环只能向右转动,不能向左转。在实施注射过程中切勿转动剂量选择环。

第二节 外科护理操作技术

一、普外科护理操作技术

(一)术前皮肤准备

1.用物准备

治疗盘内的备皮物品包括一次性备皮刀、纱布、弯盘、镊子、手套、大棉球,其他物品包括一次性床垫、肥皂水、棉签、松节油、手电筒、毛巾、屏风等。

2.操作要点

(1)核对医嘱、患者床号、姓名、诊断、手术部位,向患者讲明皮肤准备的目的、意义。若在病房内备皮应用屏风遮挡,冬季关闭门窗注意保暖及照明。

(2)铺一次性床垫,暴露备皮部位,并检查局部皮肤有无异常。

(3)用镊子夹取肥皂水棉球涂擦备皮区域,一手绷紧皮肤,一手持备皮刀,分区剃净毛发。

(4)剃毕用手电筒照射,仔细检查是否剃净。

(5)用毛巾浸热水洗去局部毛发和皂液。

(6)腹部手术者用棉签蘸取松节油清除脐部污垢及油脂。

(7)四肢手术者,入院后每天用温水泡手足 20 分钟,并用肥皂水刷洗,剪去指(趾)甲和胼胝。

3.注意事项

(1)检查手术区皮肤有无割痕损伤及湿疹、毛囊炎、疖肿感染等异常状况,一旦发现应详细记录并通知医师。

(2)剃毛刀片应锐利,剃毛时应绷紧皮肤,不能逆行剃除毛发,以免损伤毛囊。

(3)操作过程中应动作轻柔、熟练,注意患者保暖及保护患者隐私。

(二)胃肠减压术

1.用物准备

治疗盘内置鼻饲物品：胃管、20 mL 注射器、镊子、纱布、治疗巾、液状石蜡、棉签、胶布、治疗碗(内盛少量温水)、压舌板、听诊器、一次性负压吸引器、别针、弯盘。

2.操作要点

(1)携用物至患者床前，核对并向患者解释插管目的、配合方法。

(2)协助患者取坐位或去枕仰卧位。

(3)在患者颌下铺治疗巾，清洁一侧鼻腔。

(4)用液状石蜡纱布润滑胃管前端并预测插管长度，做好标记，成人 45～55 cm，小儿 14～18 cm，相当于前发际至剑突，再延长 10 cm。

(5)手持纱布托住胃管，另一手持镊子夹住胃管，沿一侧鼻腔轻轻插入，当胃管通过咽部时(14～16 cm)，嘱患者做吞咽动作，当患者吞咽时，将胃管迅速向前推进，如患者出现恶心，可暂停片刻，嘱患者张口深呼吸，缓解后再插入。

(6)插管过程中，若发现呛咳、呼吸困难、发绀等情况，应立即拔管，休息片刻后重插。

(7)插入不畅时，可将胃管抽回一小段，再小心向前推进。必要时嘱患者张口，检查胃管是否盘在口中，以免强行插入损伤黏膜。

(8)昏迷或意识不清患者插管时应去枕平卧，头后仰。当胃管插入 15 cm(会厌部)时，左手将患者头部托起，使下颌部靠近胸骨柄，徐徐插入至预定长度，将胃管固定于鼻翼两侧。

(9)确诊胃管是否在胃内，方法为：①接注射器抽取有无胃液；②置听诊器于胃部，用注射器快速从胃管内注入 10 mL 空气，听气过水声；③将胃管末端放入盛温水的治疗碗内，观察有无气泡溢出。

(10)用胶布将胃管固定于鼻翼处，并用别针固定于床头，然后连接胃肠减压器或一次性负压吸引器(如为气箱式胃肠减压器，压力控制在 8～10.7 kPa)。

(11)整理用物，向患者讲明注意事项。

3.注意事项

(1)食管梗阻、严重食管静脉曲张、支气管哮喘、胃出血等，均不宜插胃管。

(2)根据病情、年龄选择合适的胃管，妥善固定胃管，勿脱出。

(3)保持胃肠减压通畅，如有堵塞，可用少量温盐水冲洗胃管，对有胃内吻合口者，压力不宜过大。保持胃肠减压的有效负压，若使用中心负压胃肠减压时，各管道连接准确，压力宜维持在 5～6 kPa，现多用一次性引流袋压力为 5 kPa。

(4)密切观察并记录引流液的颜色、性质及引流量；做好口腔护理。

(5)经胃管注入药物后，应夹管 1 小时，避免药物被吸出。

(6)肠蠕动恢复、肛门排气、腹胀消失可拔除胃管，拔管时先将胃管与吸引装置分离，防止误吸。拔胃管后，擦净鼻腔，清除面部胶布痕迹，然后将胃肠减压器清洁，清毒后备用。

(三)负压吸引术

1.用物准备

无菌引流瓶(袋)、吸引器或一次性负压引流器、别针、弯盘。

2.操作要点

(1)向患者说明术后放置引流管的重要性及注意事项，争取患者合作。

(2)用多孔导管或橡皮管，于手术结束时由手术医师放置，体外端由体表戳孔引出。患者回病房后安置于床上，接负压引流袋，保持有效负压。

(3)使用一次性负压引流器时，将引流管与引流器接头连接，再将引流器上的塞子打开，进行排气，将气体全部挤出，然后将塞子塞紧，当引流的液体超过引流器一半时即应倒掉，再重新排气，造成负压，进行持续引流。

3.注意事项

(1)引流管及引流瓶(袋)必须保持无菌和密封。确保有效负压，一般负压在 2.37～5.0 kPa。

(2)使用一次性负压引流器，用前检查有效期，过期不再用。并注意有无漏气，接头衔接是否紧密。必须在造成负压后使用，保持负压及引流管畅通，防止扭曲及受压。准确记录引流液的量、颜色和性质。

(3)一般术后 2～4 天拔管或根据病情更换其他引流。

(四)更换引流袋

1.用物准备

无菌引流袋、血管钳、无菌棉签、2%碘酊、治疗巾、剪刀、弯盘、快速手消毒液。

2.操作要点

(1)着装整齐，洗手，戴口罩。

(2)备齐用物，携至床旁，核对床号、姓名，说明目的。

(3)充分引流后，观察引流液的量、性质、色泽，如引流袋内液体较多，酌情处理。

(4)折叠被角，暴露引流管接头处，铺治疗巾于引流管下方。

(5)用2%碘酊棉签消毒接头处，范围2～3 cm；血管钳夹住引流管，分离接头处；用棉签再次消毒引流管接口处内外壁。

(6)取无菌引流袋，检查其消毒日期、有无漏气，取下接头处小帽，与引流管相连接，放开血管钳。

(7)观察引流情况，将引流袋固定于床旁，引流袋应低于耻骨联合水平。

(8)将换下的引流袋置入治疗车下层弯盘内。

(9)整理用物，向患者讲明注意事项。

3.注意事项

(1)严格无菌操作。

(2)保持引流通畅，引流管应放置妥当，避免受压、扭曲、堵塞等，接头处应衔接良好，防止脱管。

(3)引流袋应始终低于耻骨联合，避免抬高导致引流液反流；患者离床时，引流袋应妥善固定。

(4)引流袋每天更换1次。

(五)造口护理技术

1.用物准备

一次性造口袋、剪子、弯盘、铅笔、温水、脸盆、小毛巾。

2.操作要点

(1)评估患者：①询问、了解患者对护理造口方法和知识掌握程度；②了解患者造口类型及造口情况；③评估患者造口的功能状况；④评估患者自理程度，以决定护理方式。

(2)操作要点：①协助患者取舒适卧位，必要时使用屏风遮挡；②由上向下撕离已用的造口袋，并观察内容物；③温水清洁造口及周围皮肤，并观察周围皮肤及造口的情况；④用造口量度表度量造口的大小、形状；⑤绘线，做记号；⑥沿记号修剪造口袋底盘，必要时可涂防漏膏、保护膜；⑦撕去粘贴面上的纸，按照造口位置由下而上将造口袋贴上，夹好便袋夹。

(3)指导患者：①向患者解释利用造口袋进行造口管理的重要性，强调患者学会操作的必要性；②向患者介绍造口特点以减轻恐惧感，引导其尽快接受造口的现实而主动参与造口自我管理。

3.注意事项

(1)护理过程中注意向患者详细讲解操作步骤。

(2)更换造口袋时应当防止袋内容物排出污染伤口。

(3)撕离造口袋时注意保护皮肤,防止皮肤损伤。

(4)注意造口与伤口距离,保护伤口,防止污染伤口。

(5)贴造口袋前应当保证造口周围皮肤干燥。

(6)造口袋裁剪时与实际造口方向相反,不规则造口应注意裁剪方向。

(7)造口袋底盘与造口黏膜之间保持适当空隙(1～2 mm),缝隙过大粪便刺激皮肤易引起皮炎,过小底盘边缘与黏膜摩擦将会导致不适甚至出血。

(8)若使用造口辅助用品,应在使用前认真阅读产品说明书。若使用防漏膏,应按压底盘 15～20 分钟。

(9)教会患者观察造口周围皮肤的血运情况,并定期手扩造口,防止造口狭窄。

二、肝胆外科护理操作技术

(一)胆汁、胰液回输

1.用物准备

治疗盘 1 个、棉棒若干、2%碘酊 1 瓶、500 mL 无菌输液瓶 2 个、无菌纱布 2 块、网套 2 个、输液器 2 套、三通接头 1 个、引流袋 2 个、弯盘等。

2.操作要点

(1)洗手、戴口罩,携带用物至患者床旁。

(2)向患者及家属做好解释工作,协助取合适体位。

(3)将 2 层无菌纱布覆盖在无菌输液瓶的瓶口上。

(4)更换无菌引流袋,将原引流袋内的胆汁、胰液过滤到无菌输液瓶内,盖上无菌瓶塞。

(5)分别套上网套,并消毒瓶塞,插好输液器并排气。

(6)将胆汁、胰液的两路输液装置连接于三通接头上;将三通接头与肠内营养管连接紧密,调节滴速进行输入。

(7)观察并询问患者有无不适,整理床单位及用物。

(8)洗手,做好护理记录。

3.注意事项

(1)严格无菌操作,所使用的容器应严格灭菌。

(2)滴速不宜过快,以患者可以耐受为宜,应根据引流量每天均匀输入。

(3)与肠内营养液同时输入时,应根据肠内营养液量及胆汁、胰液量调整输入速度,24小时内均匀输入效果最佳。

(4)根据胆汁、胰液量,每8小时过滤更换1次,避免存留时间过长而变质。24小时更换引流袋1次。

(5)引流液若有混浊、异味禁忌回输。

(6)注意观察患者有无腹泻、腹痛、腹胀及其他不适,必要时调整输入速度或进行对症处理。

(二)双腔"T"管冲洗

1.用物准备

冲洗液、输液器、网套、2%碘酊、棉签、治疗盘、弯盘等。

2.操作要点

(1)洗手、戴口罩,携用物至患者床旁。

(2)向患者做好解释工作,协助取适当体位。

(3)检查冲洗液,将冲洗液悬挂于输液架上;插入输液器,排尽空气。

(4)用棉签蘸消毒液,消毒双腔T形管冲洗管的管口。

(5)将输液器与冲洗管管口紧密衔接,调节滴速。

(6)冲洗过程中,注意观察冲洗、引流是否通畅以及引流液的颜色,性状等。

(7)冲洗完毕,观察并询问患者有无不适,整理床单位及用物。

3.注意事项

(1)严格无菌操作。

(2)注意观察引流液的颜色、性质及量,如有异常及时处理;严防冲洗管脱出。

(3)莫非氏滴管距离引流管口30 cm,持续冲洗时速度以30滴/分为宜,也可快慢交替冲洗。

(三)"T"形管引流

1.用物准备

引流袋、血管钳、2%碘酊、棉签、治疗巾、弯盘。

2.操作要点

(1)洗手、戴口罩,携用物至床旁。

(2)向患者做好解释工作以取得合作。

(3)观察引流是否通畅、引流液的颜色、量及性质。

(4)协助患者取适当体位。

(5)铺治疗巾,将血管钳夹于T形管的远端,消毒接口处,分离T形管与引流袋接头处。

(6)用消毒液消毒T形管远端管口,将新的无菌引流袋与T形管紧密连接。

(7)松开止血钳,挤压引流管,检查引流管是否通畅;将引流袋妥善固定于床旁。

(8)观察并询问患者有无不适,整理床单位及用物。

3.注意事项

(1)T形管接无菌引流袋并妥善固定于床旁,嘱患者活动时避免引流管因牵拉而脱出,引流袋位置应低于切口30 cm以上,下床活动时应置于胆囊水平以下,防止胆汁返流而逆行感染,引流袋下端关闭,防止漏液和污染。

(2)保持引流通畅,防止管道扭曲和受压。严密观察引流液的性质、颜色变化并记录引流量。24小时胆汁引流量500~1 000 mL,量过少提示T形管阻塞或肝功能衰竭所致,量过多提示胆总管下端不够通畅。正常胆汁呈深黄色澄明液体,颜色过淡、稀薄提示肝功能不佳,混浊或有泥沙样沉淀均为异常。

(3)注意无菌操作,腹壁处引流管周围皮肤每天用75%乙醇棉球消毒,更换敷料,引流袋每天更换。

(4)注意观察及保护造瘘口周围皮肤,若有胆汁侵蚀可用氧化锌油软膏保护。

(5)观察患者生命体征及腹部情况变化,注意有无腹胀、黄疸,观察大便颜色等,以了解胆管通畅情况;若有寒战高热、腹痛、反射性腹肌紧张提示有感染或胆汁渗漏的可能,应及时报告医师。

(6)一般术后2周可考虑拔管。拔管前先夹管2~3天,患者无腹痛、发热症状,体温正常,经T形管胆道造影证实胆道通畅,无残余结石、狭窄,造影后立即接引流袋引流1~2天,若无异常,则可拔除T形管。若夹管后,患者有恶心、右上腹胀痛,伴有发热等情况,则不能拔管仍继续引流。

三、胸心外科护理操作技术

(一)呼吸机应用

呼吸机是呼吸内科、胸心外科及重症监护病房常用的急救仪器,实习护士必须掌握该仪器的正确使用方法,其目的、用物准备、操作步骤、注意事项。

（二）多功能监护仪的应用

1.用物准备

多功能监护仪（包括心电监护导联线、氧饱和度指套、血压袖带、有创测压连接线、体温监测线）、治疗车上有电极片、治疗卡、镊子、75%乙醇棉球、纱布、弯盘等。

2.操作要点

（1）将用物携至床旁，核对患者，解释目的。

（2）连接电源线，打开监护仪开关，将心电导联线、无创血压计、血氧饱和度、体温监测、有创压力导线与监护仪连接。

（3）根据患者需要，调节触摸屏上的控制键或屏幕右下角的控制面板图标。

（4）协助患者仰卧，解开衣扣。选择电极片粘贴部位并皮肤脱脂，贴电极片。

（5）将心电监护导联线、血压袖带、氧饱和度指套、体温导线、有创压力换能器与患者连接。

（6）选择心电监护导联，调节 QRS 波振幅，设置心率报警界线。

（7）选择测压方式，根据病情选择测压时间，设置血压报警界线。

（8）调节血氧饱和度图形，设定报警界线。

（9）密切观察生命体征变化，如有异常，监护仪可自动报警，及时给予处理。

（10）病情平稳后，遵医嘱结束监护。

（11）关机，断开电源；撤除各连接导线，擦拭消毒，理顺备用。

（12）取下电极片，清洁患者皮肤，整理床单位及用物。

3.注意事项

（1）各种监护线应与患者及监护仪保持连接紧密，勿脱落。正确安放电极位置，保持各监测波形清晰。

（2）报警系统应始终保持打开状态，出现报警时应及时、正确处理。

（3）监护仪所显示的生命体征，只有在患者安静状态时才能反映出患者的实际情况。

（4）胸前综合导联所描记的心电图不能按常规心电图的标准去分析波形变化。

（5）安放电极膜前须进行皮肤脱脂以避免干扰。定期更换电极片位置，防止皮肤过敏或破溃。

（6）有创血压监测时，务必使换能器与心脏处于同一水平。

（7）肝素液冲洗或采血后应将有创血压传感器归零。

(8)一旦仪器出现故障,必须与专职维修人员取得联系,切勿擅自打开机盖或机壳。

(9)各连接线用后均应擦拭消毒,仪器定时清洁,并保持功能完好。

(三)桡动脉压测量

1.用物准备

多功能监护仪1台,一次性有创血压测压管1根,加压袋1个、一次性压力传感器1套、肝素(100 mg)1支,0.9%氯化钠溶液500 mL,留置针、保护膜、一次性三通接头、肝素帽各1个,空针1 mL和20 mL各1个,2%碘酊棉球、75%乙醇棉球数个,弯盘等。

2.操作要点

(1)洗手,戴口罩。

(2)将用物携至床旁,核对患者;做好解释工作,以取得合作。

(3)将患者置于平卧位。

(4)配制肝素稀释液(0.9%氯化钠溶液500 mL+肝素50 mg),插入有创测压管及连接三通接头,将肝素氯化钠液瓶套入加压袋,充气加压300 mmHg,测压管排气,备用。

(5)桡动脉穿刺成功,保护膜固定,连接测压管,肝素氯化钠液冲洗。

(6)连接多功能监护仪,传感器归零。

(7)血压稳定,遵医嘱停止监测。

(8)向患者讲明病情,拔针,按压10分钟,纱布和宽胶布加压覆盖。

(9)测压管与监护仪分离,整理用物。

3.注意事项

(1)测压时保持换能器与心脏同一水平,以保证测定数值的准确。各衔接处牢固连接,避免脱开,造成出血或气体进入血管内。

(2)连接动脉插管、采血、冲洗管道等须严格无菌操作,三通用肝素帽封堵,每天更换防止感染。

(3)动脉测压管定时用肝素稀释液冲洗,每隔30～60分钟冲洗1次。

(4)采血标本时,先将管道内液体全部抽出后再采血,以免影响结果。

(5)每次冲洗及采血后须调试监护仪零点;在采血、冲洗、调试零点等操作中,严防进气造成气栓。

(6)如管道内有凝血,应回抽疏通,不可用力推,以免造成血栓栓塞。

(7)严密观察动脉穿刺肢体的血运情况(肢体皮肤的颜色、温度,有无肿胀等)，如发现异常，立即拔除测压管。

(8)拔管后，若穿刺进针，按压时间约 5 分钟；动脉切开进针，按压时间 10 分钟。

(四)中心静脉压测量

1.用物准备

一次性测压管 1 根、刻有 cm 刻度的标尺、输液架、一次性三通接头 1 个、胶布及弯盘。

2.操作要点

(1)洗手、戴口罩。

(2)将用物携至床旁，查对患者，做好解释工作，取得合作。

(3)将患者置于平卧位。

(4)测压管固定于输液架上的标尺槽内。

(5)用三通接头连接好测压装置，三通的前端与中心静脉相连，侧孔连接测压管，三通的尾端与输液器相连。

(6)测定“0”点(标尺零点对准腋中线第 4 肋间)。

(7)测压前确定管道通畅。

(8)测压转动三通，使输液管与测压管相通，将液体充满测压管，再次转动三通，关闭输液通路，使测压管与中心静脉导管相通，测压管内液面自然下降，当液面停止下降时的刻度即为中心静脉压(CVP)值。调节三通，关闭测压管，开放输液通路。

(9)协助患者更换体位，整理用物。

3.注意事项

(1)各衔接处牢固连接，避免脱开，造成出血或气体进入血管内。

(2)保持测压管通畅。

(3)每次测压前均需测定“0”点。

(4)若患者躁动、咳嗽、呕吐或用力，均会影响 CVP 值，应在患者安静后 10～15 分钟后测量。应用呼吸机的患者进行 CVP 测量时应将 PEEP 调零或脱开呼吸机片刻，以保证测量值的准确性。

(5)测压通路不能输入血管活性药物，以免测压时药物中断或输入过快引起病情变化。

(6)测压过程中，停止在同一静脉通路输血、输液，以免影响测量值。

(7)严格无菌操作，穿刺部位保持清洁，每天换药 1 次。

(五)BioZ.coin 无创心排量监测

1.用物准备

BioZ.com 无创心排量监护仪和打印机各 1 台,患者缆线,传感器 4 个,治疗盘、75%乙醇溶液、纱布、剃须刀、弯盘等。

2.操作要点

(1)洗手、戴口罩。

(2)携用物至床旁,查对患者。向患者做好解释,说明该项操作的必要性,取得合作。

(3)协助患者取平卧位。

(4)将患者缆线与 BioZ.com 和传感器连接。

(5)用 75%乙醇溶液清洁传感器位置的皮肤,必要时剔除毛发,放置传感器。

(6)连接电源,打开电源开关。

(7)输入患者信息,依次为住院号、姓名、性别、体型、身高、体重、年龄、血压、CVP(默认 6cmH_2O)、PAOP(默认为 0 mmHg);输入结束后,按“开始”键。

(8)按“确认数据”键,开始监护程序。

(9)BioZ.com 显示监护屏。按“下一屏”键,顺次循环 5 个显示屏,即监护屏、诊断屏、治疗屏、趋势屏、波形屏,可按需选择。

(10)打印报告。

(11)待病情稳定或遵医嘱,按“停止监护”键结束监护,关闭电源开关。

(12)观察患者病情变化,询问患者感受,整理床单位及用物。

3.注意事项

(1)BioZ.com 适用于静息状态下的成年患者。

(2)BioZ.com 禁忌与分钟通气起搏器共同使用。

(3)禁止使用任何其他型号的患者缆线。

(4)监护过程中,传感器的导电糊不能接触任何其他传导物质。

(5)BioZ.com 不适用于下列患者:①主动脉关闭不全者;②严重高血压(MAP>130 mmHg)者;③心率>250 bpm 者;④身高<120 cm 或>230 cm 者;⑤体重<30 kg 或>155 kg 者。

四、神经外科护理操作技术

(一)电脑降温仪的应用

1.操作要点

(1)全电脑控制、操作简单、方便、移动自如。自动控温、自动计时;大屏幕,中文菜单提示;有背光,方便夜间使用;安全可靠,可长时间不间断使用。

(2)降温迅速、降温范围广,从－4～＋30 ℃随时测温,温度可随意设置、数码显示。

(3)首先,把仪器推至患者床边,检查仪器正常工作后,根据患者的体温,调节机控温度。如果患者体温在 38.5～39 ℃,可将机控温度调至 35.5～36 ℃。体温在 39.5 ℃以上,机控温度调至 34.5～35 ℃。

(4)每 30 分钟测体温,脉搏,呼吸,血压 1 次,并记录。

(5)对治疗脑外伤、脑出血、脑水肿、颅内压增高、高热、昏迷等有明显疗效,对促进神经功能恢复、减少后遗症、增加缺氧性脑损害的存活率有明显提高。

2.注意事项

(1)头盔温度＋5～－5 ℃;噪声＜45 dB,整机功率≤300 W。

(2)配备体温测试探头;自动启动及断电,自动恢复功能。

(3)有步骤地降温,防止体温骤降,加重病情。

(4)保持降温过程的连续性,不随意间断和不盲目停止,以防体温下降后再度升高。

(5)注意个体耐受性,因每个患者对降温措施的敏感性不同,降温过程中应采取以一项为主,多项结合的措施。

(二)脑室体外引流袋的更换

1.用物准备

无菌脑室引流袋、止血钳 1 把、无菌治疗巾 1 块、无菌棉签、2％碘酊、剪刀、弯盘、快速手消毒液等。

2.操作要点

(1)着装整齐,洗手,戴口罩。

(2)备齐用物,携至床旁,核对床号、姓名,说明目的。

(3)观察脑室引流液的量、颜色、性质;铺治疗巾于脑室引流管的下方。

(4)用 2％碘酊棉签消毒接头处,范围 2～3 cm;止血钳夹住引流管,分离接头处;用棉签再次消毒引流管接口处内外壁。

(5)取无菌引流袋,检查其消毒日期、有无漏气,取下接头处小帽,与引流管相连接,放开止血钳。

(6)观察引流情况,将引流袋固定于床头,脑室引流袋放置的高度应以引流管末端高于侧脑室额角 10～15 cm。

(7)将换下的引流袋置入治疗车下层弯盘内。

(8)整理用物,向患者讲明注意事项。

(9)洗手,做好护理记录。

3.注意事项

(1)更换引流袋时,注意无菌操作。将引流袋固定好,以免引流管脱出,注意液面不得超过引流管末端,防止倒流,导致逆行性感染。

(2)引流袋应妥善固定,严防脱落。脑室引流袋放置的高度应以引流管末端高于侧脑室额角 10～15 cm,如手术前颅内压力在 4～5 kPa(400～500 mmH_2O)以上,持续引流后应保持在 2～3 kPa(200～300 mmH_2O),以防止颅内压力突然降低,引起低颅压出现头痛、颅内血肿、血压下降、脉搏加快、精神萎靡等症状。

(3)注意保持引流管通畅,避免引流管折叠、扭曲、压迫、阻塞和脱出,若有阻塞切忌挤压、冲洗,可用手指弹动引流管或嘱患者咳嗽,以使阻塞物通过。引流不畅时,应通知医师处理。

(4)密切观察患者意识、瞳孔、血压、脉搏、呼吸及体温的变化,注意观察引流液的颜色、性状、引流量并记录,引流液每天不超过 500 mL。开始引流出淡红色液体,可能为穿刺外伤引起;若呈血性脑脊液,可能为脑室出血,应通知医师检查处理,每隔 3 天送脑脊液常规检查,必要时做细菌培养。

(5)保持头部敷料干燥,有脑脊液漏者及时更换敷料,必要时进行缝合,严格无菌操作。如外出做检查时,应临时夹闭引流管。

(6)脑室引流持续时间掌握在 7～14 天为宜。需拔管时,应先将引流管夹闭观察 1～2 天,如无颅内压增高表现,方可拔管。同时观察有无脑脊液漏,若有漏液,应及时缝合处理,以防感染。

(7)术后常有发热反应,是因气体或碘油刺激所致,一般 2～3 天可恢复正常,如发热持续则为继发感染,因此术后常规应用抗生素预防感染发生。

五、泌尿外科护理操作技术

(一)泌尿外科各种引流管的护理操作

1.固定

(1)各种引流管一般做双重固定,引出体外皮肤出口处引流管,用缝线固定,并缝于皮肤及皮下组织。

(2)皮肤出口外引流管，保留一定活动长度，再次用胶布将引流管固定于身体皮肤上。

(3)每天测量体外引流管长度，观察引流管有无脱出、移位。

(4)放支被架，以保护引流管，活动或翻身时，防止引流管脱出，尤其膀胱造瘘管、肾造瘘管2周内严防脱管。

(5)引流袋固定牢固，引流管保持合适的活动长度。

2.无菌

(1)保持引流管的无菌，抗反流尿袋每周更换1次，普通尿袋每天更换1次。

(2)长期留置管道应定期更换，如膀胱、肾造瘘管每4～6周更换1次。

(3)每天消毒尿道口1次，保持各种造瘘口敷料清洁，如有潮湿或污渍及时更换。

(4)更换引流袋、引流管及冲洗引流管时，均应严格无菌操作。

3.通畅

(1)保持引流管通畅，避免引流管受压、扭曲、脱出、堵塞等。

(2)定期挤压引流管，左手折叠引流管，右手挤压折叠上、下引流管，以了解引流管有无堵塞及堵管位置，并可借吸力，有利于引流管通畅。

(3)若为橡胶管，也可左手固定于引流管近端，右手向远端方向用力捋，然后放开左手，借负压吸引，使小的血块、残渣吸出。

(4)若为输尿管支架管等较细的管道，可用两手的拇指、示指交替移动由近端向远端挤捏，以助引流。

(5)必要时做间歇或持续冲洗，以保持引流管通畅。

4.观察

(1)注意观察引流管是否通畅，术后2～3天内引流管极易堵管，需严密观察，及时发现迅速处理。

(2)观察引流物的量、色泽、性质，并记录。

(3)了解引流管放置部位、手术方式及范围，以判断引流情况有无异常，如有异常及时与医师联系并处理。

(二)膀胱冲洗术

1.用物准备

无菌冲洗液(常用0.9%氯化钠溶液、0.02%呋喃西林)、50～60 mL注射器、三升袋、输液器、无菌棉签、2%碘酊、血管钳、无菌纱布、无菌剪刀、引流袋、无菌持物镊、治疗巾、弯盘、输液架等。

2.操作要点

(1)开放式冲洗法:①着装整洁,洗手、戴口罩;②备齐用物,携至床旁,查对床号、姓名,说明目的;③铺治疗巾于床旁,用血管钳夹闭尿管,2%碘酊棉签消毒尿管与引流管连接处 2.5~3.5 cm;④分离尿管,将远端用无菌纱布包好置于一边;⑤将尿管末端内、外壁再消毒 1 遍,置于无菌纱布上;⑥打开引流袋,在上 1/3 处剪断,与冲洗注射器连接,前端与尿管连接;⑦将冲洗液缓慢注入膀胱,然后缓慢吸出,反复冲洗直至尿管通畅或流出液澄清为止;⑧冲洗毕,连接引流管与尿管;⑨整理用物,洗手,做好护理记录。

(2)密闭式冲洗法:①着装整洁,洗手、戴口罩;②备齐用物携至床旁,查对床号、姓名,说明目的;③将无菌冲洗液挂于输液架上,打开三升袋,将液体注入三升袋;④将三升袋挂于输液架上,排气、备用;应用输液管者,可直接与无菌冲洗液相连、排气。一般冲洗液距骨盆 1m 左右;⑤铺治疗巾于床边,用血管钳夹住尿管,用 2%碘酊棉签消毒与尿管相连的引流管的中、上 1/3 交界处,置于无菌纱布上;⑥用无菌剪刀剪断引流管,将近端与三升袋冲洗管或输液管相连接;⑦打开血管钳,调节滴速,根据冲洗目的、引流液性质,速度可控制在 60~100 滴/分;⑧观察膀胱造瘘管引流情况,前列腺增生患者术后一般冲洗 3~5 天;⑨整理用物。

3.注意事项

(1)严格无菌操作。

(2)水温一般保持在 38~40 ℃。若为膀胱内出血可用冷冲洗液。膀胱、前列腺术后冲洗液温度 20~30 ℃为宜,以减少出血及膀胱痉挛发生。

(3)冲洗过程中记出入量,观察患者反应,如有鲜血、剧痛、回流量少于注入量等异常情况时,应停止冲洗并报告医师。

(4)冲洗管为保持其密闭性可 3~4 天更换 1 次,引流袋每周更换 1 次。

六、骨科护理操作技术

(一)CPM 机应用

1.用物准备

CPM 机一台、必要时备配电盘。

2.操作要点

(1)向患者做好解释工作,说明目的,消除其紧张心理。

(2)将 CPM 机放置病床上,并将患肢置于 CPM 机上,调整支架长度,使其与患肢长度相符,上好固定带。

(3)检查电源开关是否置于终止位置,接通电源,调整好起始及终止角度和周期位置,然后开机。

(4)机器运转过程中,应注意观察患者的病情,询问其患肢的感觉。

(5)应用完毕,将开关置于电源终止位置,拔下电源开关,松解固定带,将机器取下,患肢置于适当位置。

3.注意事项

(1)关节内术后放置负压吸引者,活动时注意夹闭引流管。

(2)手术肢体放在 CPM 机上后,应上好固定带,防止肢体离开机器支架,达不到要求的活动角度。

(3)机器运转过程中,需要调整角度时,应先将开关置于"启/停"位置,然后调整好所需角度,再启动。

(4)操作时速度应由慢而快,幅度应由小至大,不可操之过急,以患者耐受为宜。

(5)活动范围膝关节在屈曲 10°~135°,髋关节屈曲 4°~100°,活动角度为 30°/分~120°/分。一般术后 24~48 小时使用,但可根据创伤程度、出血可能性,酌情延缓 1~2 天。

(6)加强 CPM 装置的维修和保养。

(二)骨创伤治疗仪的应用

1.用物准备

骨创伤治疗仪 1 台,必要时备配电盘。

2.操作要点

(1)向患者讲明骨创伤治疗仪的应用目的和注意事项。

(2)检查仪器各插头是否牢固正确,输出插头是否拧紧,有无线头裸露。

(3)接通电源,打开开关,检查仪器是否正常运行。

(4)放置磁耦合器与患肢长骨轴呈垂直方向,直接作用于治疗部位。

(5)根据治疗病种确定治疗方案,进行各参数的选择。

(6)仪器运行过程中,应注意观察病情变化,询问患者有无不适感觉。

(7)蜂鸣器响后,先关闭机器开关,再撤离磁耦合器,然后断开电源。

(8)用 2%戊二醛擦拭消毒耦合器以备用。

3.注意事项

(1)治疗开始后,各参数已不能进行切换,如需变换,可先“复位”后变换,否则将对仪器有损坏。

(2)使用心脏起搏器者禁用该仪器。

(3)治疗前应将患者的手表取下。

(4)患有严重心脏病的患者,在治疗时应慎用该仪器。

(5)磁耦合器防止摔碰,外壳或导线断裂,禁止使用,防止危险。

(6)耦合器用后应消毒,用 2%戊二醛擦拭或紫外线照射,禁止浸泡。

(三)钢针换药

1.用物准备

治疗盘内物品:无菌换药盒(内放剪开口的纱布两块、2%碘酊和 75%乙醇棉球数个、镊子 2 把)、胶布、弯盘。

2.操作要点

(1)洗手、戴口罩、衣帽整洁。

(2)备齐用物,携至床旁,向患者及家属做好解释工作。

(3)备胶布 4~5 条(长 6 cm,宽 1 cm)。

(4)将弯盘置针眼处下方;首先用 2%碘酊消毒对侧皮肤和钢针,然后再消毒近侧,75%乙醇溶液脱碘。

(5)无菌纱布覆盖针眼处、胶布固定。

(6)整理用物,协助患者摆好体位,并测量患肢力线是否正确。

3.注意事项

(1)严格无菌操作。

(2)操作时动作轻、稳,以免引起骨折部两断端移位、疼痛。

(3)钢针严禁左右移动,以免造成骨质感染,如钢针向一侧偏移时,应严格消毒后,再进行调整。

(4)针眼处血痂切勿祛除。

(四)喷气式气垫床的应用

1.操作要点

(1)将气垫放在床垫上直接使用,将印有“上面”字样的一面朝上放置。

(2)气垫的进气口放在患者的脚下一侧,气垫上面要铺透气良好的棉布床单或薄毛毯。塑料及橡胶尿布通气不畅,影响空气流动,不宜铺垫。

(3)在气垫的进气口及气泵的送气口之间用塑料导管连接起来,每2小时换气1次。

(4)接通气泵电源,使气垫充气10～15分钟。使用时按需调节硬度的方向旋转盘至适当程度为止;一般使用可放在6～7之间。

(5)整理床单位及用物,向患者说明注意事项。

2.注意事项

(1)使用方法要正确,否则有"过电"现象。

(2)床摇起时,要关闭电源开关,病床摇起后再接通电源。

(3)喷出的微风患者感到冷时,气垫下可铺薄被或电热毯取暖。

(4)气垫污染后,可将气垫充气到最硬的状态,用肥皂水刷洗后晾干。

(5)气垫如果破损,用修补塑料及时修补;勿在气泵上面放置物品。

(五)间歇式充气压力抗栓泵的应用

1.用物准备

气压式抗栓泵1台,腿部压力护套。

2.操作要点

(1)备齐用物携至床旁,告知患者及家属应用抗血栓泵的目的及作用。

(2)将抗血栓泵悬挂于床尾,连接电源。

(3)将压力充气管与泵连接。

(4)将腿部压力护套置于患者下肢适宜位置,充气囊置于患者的肢体下方。

(5)按顺序包裹小腿和大腿,压力护套必须牢固,但不能太紧,以两个手指能进护套为宜。

(6)将压力护套与压力充气管接头相连,确认连接管无缠绕或打结,连接紧密无漏气。

(7)打开气泵开关,绿色指示灯亮起,系统进行自检,液晶显示屏显示开始菜单,从上到下,顺序发光,系统开始正常工作。

(8)仪器运行时从远侧气囊向近侧气囊顺序充气,且近侧气囊压力低于远侧。在系统开始工作后,显示屏上显示远端压力45 mmHg,前面3～5个周期,微型体积感应器启动,通过测定患者的静脉充盈时间来调整系统的充气、排气间隔,各气囊顺序充气11秒后,将气体全部排出,并持续60秒,然后做第2轮充气压迫下肢。以后每30次循环测定一次时间。

(9)应用SCD抗栓泵系统开机时,cooling(冷风)键处于关闭,需要时按cooling 键打开，此时，面板上冷却键将闪烁。如果系统有问题，警报就会响起，并显示问题所在。

(10)应用完毕，将开关置于电源终止位置，拔下电源线，松解固定带，将机器取下。整理床单元。

3.注意事项

(1)抗栓泵使用过程中注意压力护套的维护，防止气囊被锐器损伤。

(2)严格掌握禁忌证，对患有严重的动脉硬化或其他缺血性疾病；已确诊或怀疑是深静脉血栓以及静脉炎的患者；严重的充血性心力衰竭；腿套应用区域患有皮炎、坏疽、近期移植的皮肤以及未经过处理、被感染的腿伤患者，严禁使用抗栓泵。

(3)应用抗栓泵过程中注意观察患者病情，若患者有腿部刺痛、麻木或剧痛的感觉，应立即松开压力护套，停止使用。

(4)非手术患者，一旦确诊有 DVT 危险，应立即使用。术后患者应连续使用 72 小时或持续使用至下床自由走动。

(六)功能锻炼法

1.操作要点

(1)双下肢踝泵运动：患肢与健肢一起做静力性屈曲踝关节运动，并于背屈极限位置保持数秒，10～20 分/次，每天 3 次。此法除预防下肢肌肉萎缩、腓总神经压伤外，对于促进循环、预防深静脉血栓均有重要意义。

(2)股四头肌等长收缩练习：即大腿前方肌肉收缩与放松练习，收缩保持 10 秒后再放松 10 秒，患肢 10～20 分/次，每天 3 次。健肢可练习直腿抬高，抬腿时慢慢抬起，抬高到 10～20 cm 时停顿 3～5 秒，再缓慢放下，反复练习，以不疲劳为宜。

(3)腰背肌锻炼法包括①扩胸：开始 5 分钟，逐渐增加挺胸时间到 10～15 分钟，每天 2 次。②俯卧：开始 5～10 分钟，逐渐增加俯卧时间到 15～20 分钟，每天不少于 2 次。③五点支撑法：仰卧，用头部，双肘及双足撑起全身，使背部尽力腾空后伸。④三点支撑法：双臂置于胸前，用头部及双足撑在床上。⑤四点支撑法：此法难度较大，患者用双手及双足支撑，使全身腾空后拱桥形，此法适用于青壮年。⑥背伸法：第一步，患者俯卧于床上，两上肢向背后伸，抬头挺胸，使头、胸及两上肢离开床面。第二步，两腿伸直向上抬起，离开床面，可交替进行抬起。然后同时后伸抬高。第三步，此法较前两部难度大。患者头、颈、胸及双下肢同时抬起，两上肢后伸，仅使腹部着床，身体呈弓形，如飞燕点水姿势。

2.注意事项

(1)坚持循序渐进的原则。动作由简单到复杂;活动时间由短到长,强度由弱到强;运动幅度由小到大。

(2)锻炼时动作应缓慢而柔和,忌强行活动,以免造成关节和肌肉损伤。

第三节　妇产科护理操作技术

一、妇产科一般护理操作技术

(一)会阴擦洗

1.用物准备

无菌棉垫或一次性会阴垫、会阴擦洗盘(盘内物品:消毒治疗碗 1 个、弯盘 1 个、无菌镊子或钳子 2 把、0.05%碘伏棉球若干、无菌干纱布 2 块)、屏风等。

2.操作要点

(1)备齐用物至患者床边。

(2)查对患者的床号、姓名,向患者解释会阴擦洗的目的,以取得配合。

(3)嘱患者排空膀胱,取膀胱截石位暴露外阴,注意遮挡屏风,保护患者隐私。

(4)患者臀部垫无菌棉垫或一次性会阴垫。

(5)用一把镊子或钳子取 0.05%碘伏棉球传递,用另一把夹持棉球进行擦洗。擦洗的顺序是:第一遍自上而下,自外向内,逐步擦净会阴部污垢、分泌物和血迹;第二遍的顺序自内向外(有伤口者以伤口为中心向外擦洗)。最后擦洗肛周和肛门。可根据患者情况擦洗数次直至擦净,最后用无菌干纱布拭干,其顺序同第二遍。

(6)协助患者穿好衣裤,整理用物,洗手。

(7)做好护理记录。

3.注意事项

(1)擦洗时应注意观察会阴部及会阴伤口周围组织有无红肿、分泌物性质和伤口愈合情况,发现异常及时向医师汇报并记录。

(2)凡留置导尿管者,应注意导尿管是否通畅,避免脱落或打结。

(3)擦洗前后,护理人员均应洗净双手,对伤口感染者最后擦洗,以免交叉感染。

(二)外阴冲洗

1.用物准备

备无菌冲洗壶或冲洗器,常用消毒液如1∶500碘伏、1∶5 000高锰酸钾等。冲洗液温度以38～42 ℃为宜。若为接生消毒,应备30%肥皂水、纱布、棉球、清水、窥阴器、长镊子、便盆、消毒卫生纸、屏风等。

2.操作要点

(1)备齐用物至患者床边,查对患者床号、姓名。

(2)向患者说明冲洗的目的、方法、使其主动配合。

(3)嘱患者排空大小便,取平卧位,双腿屈曲、分开,将便盆置于臀下,若在检查床上进行,可取膀胱截石位。

(4)一手用镊子钳夹无菌纱布或棉球,另一手拿冲洗壶或冲洗器,边冲洗边擦拭,按顺序自上而下,由里向外擦洗,最后擦洗肛门。冲洗干净后擦干,臀下垫无菌卫生纸。

(5)如果做接生前准备,应用30%肥皂水、温开水、消毒液,以上法依次冲洗3遍,以达清洁消毒之目的。

(6)协助患者取合适卧位,交代注意事项。

(7)整理用物并洗手,做好护理记录。

3.注意事项

(1)严格无菌操作,擦洗时要注意清洗大、小阴唇沟内易存污秽处。

(2)外阴有刀口时,应以浸透消毒液的棉球轻擦刀口处。若有红肿,应以50%硫酸镁湿敷或红外线照射消炎。

(3)分娩前冲洗时,应防止冲洗液流入阴道;会阴侧切者大便后必须及时行会阴冲洗。

(4)外阴部术后禁用大量消毒液冲洗。

(三)阴道冲洗

1.用物准备

物品包括①备冲洗桶1套、灌洗头数个、一次性灌肠袋1个、灌洗架或阴道冲洗器1个、纱布若干、棉球若干、水温计1个、橡胶单和治疗巾各1个、一次性会阴垫1个、污水盆或便盆1个;②灌洗液:1∶5 000高锰酸钾溶液、2%～4%碳酸氢钠溶液、5%甲硝唑、4%硼酸溶液、1∶500碘伏等，冲洗液温度以38～40 ℃为宜。

2.操作要点

(1)备齐用物至孕妇床边，查对患者床号、姓名。

(2)向患者讲明目的及配合方法，置屏风遮挡患者。

(3)嘱患者排空膀胱，取膀胱截石位卧于检查床上，暴露外阴。

(4)铺橡胶单和治疗巾或一次性会阴垫，臀下置便盆，进行会阴擦洗。

(5)将38～40 ℃的灌洗液200～500 mL倒入灌洗袋内。将灌洗袋挂于距床头60～70 cm高的支架上，排除管内气体，试水温备用。

(6)右手持灌洗管，松开调节器，控制滴速在100滴/分左右，先冲洗外阴，然后将灌洗管插入阴道深部，边冲洗边移动灌洗管头，冲洗阴道壁及穹隆部。或用窥阴器暴露子宫颈进行冲洗，冲洗时移动窥阴器，以冲洗阴道口四周皱襞。灌洗过程中，注意观察患者的反应。如有不适，及时停止操作。

(7)待冲洗液即将流尽时取出冲洗管，再次冲洗外阴。

(8)嘱患者坐于便盆上，使阴道内液体流出。

(9)若需放药治疗者，用窥阴器扩开阴道，钳夹药物放入阴道顶端。

(10)用干纱布擦干外阴，取下便盆，协助患者穿好衣裤。

(11)整理用物，洗手；做好护理记录。

3.注意事项

(1)掌握阴道冲洗的禁忌证：月经期、妊娠近足月期、产褥期或人工流产后宫口未闭、阴道流血者、宫颈癌有活动性大出血者禁止阴道冲洗。某些产后10天或妇产科术后的患者，若有阴道分泌物混浊或有异味、阴道伤口愈合不良、黏膜感染坏死，可行低位阴道灌洗，灌洗袋高度不超过30 cm，避免污物进入宫腔或损伤阴道伤口。

(2)正确选择灌洗液：滴虫性阴道炎用酸性溶液冲洗，外阴阴道假丝酵母菌病用碱性溶液冲洗，非特异性炎症则用一般消毒液。冲洗溶液量为500～800 mL，温度为40 ℃左右，温度过低患者不适，过高则可烫伤患者的阴道黏膜。

(3)掌握冲洗压力：灌洗袋的高度距床面不能超过70 cm，否则压力过大，灌洗液流速过快，灌洗液局部停留的时间过短而达不到局部治疗的作用。

(4)爱护患者，保护隐私：不宜过多地暴露患者。冲洗时动作轻柔，冲洗管不能插入过深，以免损伤阴道和宫颈组织，尤其是宫颈癌的患者，组织容易受伤而致出血。

(四)外阴湿热敷法

1.用物准备

无菌换药碗1个,血管钳2把,无菌纱布数块,50%硫酸镁溶液、95%乙醇溶液、75%乙醇溶液,另备橡胶单、中单等。如需温热敷,备酒精灯、火柴、热水袋、塑料纸。

2.操作要点

(1)备齐用物至患者床边,查对床号、姓名,说明会阴湿热敷的目的,并于湿敷前排空大小便。

(2)患者取平卧位,臀下垫橡胶单、中单;两腿分开,暴露会阴部,行会阴擦洗,清洁局部伤口,将浸透药液的纱布敷在刀口或水肿处。

(3)需温热敷时,点燃酒精灯,煮沸硫酸镁溶液,将浸有硫酸镁溶液的纱布拧至不滴水时敷于患处,再覆盖塑料纸防止水分蒸发,后加热水袋以保持温度。湿敷一般可持续30~60分钟,为促进水肿吸收,亦可适当延长时间。

(4)热敷完毕,更换无菌会阴垫。

(5)整理床铺及用物,洗手;做好护理记录。

3.注意事项

(1)湿敷时应浸透纱布,以纱布不滴水为宜。

(2)热湿敷时注意温度,避免烫伤,以患者感觉热度能忍受为宜,并随时观察局部变化。

(五)胎动计数

1.用物准备

备钟表、记录本、笔。

2.操作要点

(1)备齐用物至孕妇床边,查对床号、姓名;向孕妇说明测胎动的目的,并教会计数方法。

(2)孕妇先在床上静卧1小时,然后集中精力注意胎儿活动。每动1次计数1次,连续观察1小时。如果每小时胎动在3次以上,提示胎儿正常,有较好的储备力。在3次以下,要考虑胎儿有缺氧情况,能连续记录12小时,更有临床意义。如果12小时内胎动少于10次,提示胎儿宫内有严重缺氧,须紧急处理。观察时间一般在早、中、晚各测1小时,能更准确地监护胎儿宫内状态。

(3)协助孕妇取合适卧位,关心孕妇,交代注意事项。

(4)整理用物并洗手;做好护理记录。

3.注意事项

(1)在妊娠晚期坚持每天按时监测,具有一定的临床意义。

(2)若胎儿不动,可能正处睡眠状态,可以轻推腹部,以唤醒胎儿。

(3)胎动时,集中精力,注意胎动次数、强度、持续时间。

二、新生儿护理操作技术

(一)乙肝疫苗接种

1.用物准备

乙肝疫苗、5 mL 注射器、75%乙醇溶液、无菌棉棒、乙肝疫苗接种卡、乙肝疫苗接种登记本。

2.操作要点

(1)向新生儿家长解释接种乙肝疫苗的目的及可能发生的反应。

(2)接种部位选择,新生儿右上臂三角肌外侧。

(3)做好三查七对,接种前将疫苗摇匀,若发现疫苗安瓿破裂、变质或有摇不散的块状物时,不得使用。

(4)用 1 mL 注射器抽乙肝疫苗 1 支,75%乙醇棉棒消毒注射部位后,将乙肝疫苗或高效免疫球蛋白皮下注射。

(5)整理用物,告知家长注意事项,做好护理记录。

3.注意事项

(1)接种前将疫苗摇匀,如发现疫苗安瓿破裂、变质及有摇不散的块状物时,不得使用。

(2)乙肝疫苗和免疫球蛋白分别注射。接种后注意观察有无局部及全身反应,有严重过敏者,应向所在区、县卫生防疫站报告,以便及时处理。

(3)做好乙肝疫苗接种登记,接种卡交新生儿家属妥善保管。下次注射按时间规定到所属保健站进行注射。

(4)乙肝疫苗和高效免疫球蛋白应放于 2～8 ℃冰箱保存,严禁冻结。

(二)卡介苗接种法

1.用物准备

备注射盘、无菌持物钳、75%乙醇溶液、棉签、1 mL 注射器、4～5 号针头、弯盘。

2.操作要点

(1)向儿童家长解释接种卡介苗的目的及其可能发生的反应。

(2)了解婴儿的一般情况。

(3)洗手、戴口罩,携带用物到床旁,查对床号、母亲姓名、婴儿性别、出生时间、分娩方式。

(4)注射前先将卡介苗摇匀,以 1 mL 注射器抽取卡介苗 0.1 mL 备用。

(5)暴露左上臂,消毒三角肌下缘皮肤,待消毒液自然干燥后,做皮内注射使之起一小皮丘(直径约 5 mm)。

(6)注射完毕,所用注射器、针头做特殊处理,安瓿应焚烧,以免结核菌传播。

(7)整理其他用物,向家属交代注意事项,做好记录。

3.注意事项

(1)1 个月以内的新生儿可以直接接种,1 个月以上的婴儿或儿童接种卡介苗前,应先做结核菌素试验,即 1∶2 000 结核菌素试验液 0.1 mL,在前臂内侧做皮内注射,72 小时观察结果。若局部红润反应在 5 mm 以内为阴性,即可接种;超过 5 mm 为阳性反应,不可接种。

(2)卡介苗必须存放在 2～4 ℃的冰箱内,注射前应核对药名、使用方法、有效期,若过期或安瓿有裂缝,则不能使用。

(3)卡介苗易沉淀,使用前应摇匀,打开安瓿超过 1 小时不能再用。

(4)接种后的正常反应为 2 周后局部起一小脓疱,自然吸收结痂。若局部出现久不吸收或有淋巴结肿大、发热等,要及时处理。接种 3 个月后应进行复查,做结核菌素试验,若产生抗体为阳性。

(5)菌苗为低度毒性结核分枝杆菌,多余菌苗不可乱丢,应予焚烧,以免污染。

(6)严禁皮下或肌内注射。

第四章 急救与重症监护技术

第一节 急救护理操作技术

一、人工心肺复苏术

(一)用物准备

平板床,血压计,听诊器。

(二)操作要点

(1)心跳、呼吸停止的判断:①意识丧失;②呼吸停止;③心跳停止。观察心电图有室颤、心室静止、电-机械分离及无脉搏的室性心动过速。

(2)呼救并做好患者准备:将患者去枕仰卧于硬板床或硬地上或在普通床上患者背下垫一长木板,松开患者衣扣,裤带。。

(3)心前区捶击术心跳停止:时间极短时,抢救者右手握空心拳,小鱼际肌侧朝向患者胸壁,由 20～25 cm 高度,垂直向下捶击胸骨下段 1～2 次,每次 1～2 秒。

(4)开放气道:①清除口腔、气道内分泌物或异物,有义齿者取下义齿;②手法开放气道,比如托颈压额法、仰头抬颏法、托颌法。

(5)人工呼吸:①口对口人工呼吸;②口对鼻人工呼吸;③对口鼻人工呼吸。

(6)人工循环(胸部按压):①患者应仰卧于硬板床或地上,若为弹簧床,则应在患者背部垫一硬板。硬板长度及宽度应足够大,以保证按压胸部时,患者身体不会移动。但不可因找寻垫板而延误开始按压的时间。②按压胸骨中下 1/3 交界处。③将掌根重叠放于另一手背上,四指翘起,可采用两手指交叉抬起法。

④抢救者双臂应绷直,双肩在患者胸骨上方正中,垂直向下利用肩部的力量用力向下按压。⑤按压频率80～100次/分。⑥按压深度,成年4～5 cm。⑦与人工呼吸同时进行:人工呼吸与胸外心脏按压之比,一人操作时为2∶15,二人操作时为2∶30。⑧观察心肺复苏是否有效:其有效指征为大动脉能触及搏动;面色由发绀转为红润;恢复自主呼吸;瞳孔由大变小,角膜湿润;复苏有效时,眼球活动,甚至手脚活动,上肢收缩压在60 mmHg以上,心电图可见波形的改变。

(7)复苏成功后密切观察病情变化。

(8)取合适卧位,整理床单位。

(三)注意事项

(1)分秒必争,就地抢救。

(2)每次吹气量不要过大,>1 200 mL可造成胃大量充气。

(3)吹气时暂停按压胸部。

(4)胸部按压应平稳,有规律地进行,不能间断;垂直向下用力,不要左右摆动;下压及向上放松的时间应大致相等。

(5)放松时定位的手掌根部不要离开胸部定位点,但应尽量放松。

(6)按压力量适中,不能冲击式地猛压,以免引起肋骨骨折。

(7)如需停止按压,中断时间不得超过5秒。

二、气管插管术

(一)用物准备

1%地卡因溶液、麻黄碱液、液状石蜡、喉头喷雾器、麻醉喉镜、带气囊的各型号气管导管和导芯、牙垫、胶布、20 mL注射器、吸痰管、吸引器、氧气、弯盘等。

(二)操作要点

(1)向家属讲明插管目的及预后情况,争取其同意配合。

(2)检查导管气囊是否漏气,将导芯插入导管前端距开口约1.5 cm处,在导管前端4～5 cm处涂润滑剂。清除口、鼻腔分泌物,取下义齿,检查是否有活动性义齿并采取必要措施,患者取仰卧位,肩背部垫一枕头,使头后仰,保持口、咽、气管在一直线上。

(3)经口腔气管插管术者,站在患者头顶部,用左手拇、食、中指提起患者下颌并启开口腔,右手持喉镜自右侧口角进入,将舌体推向左侧,顺舌体达舌根部,依次暴露悬雍垂和会厌。需要时,应施行“环状软骨加压”以封闭食管,防止胃内容物返流入气管中。将喉镜视片置于会厌软骨前窝，然后上提暴露声门。换左手持喉镜，右手将气管导管轻轻穿过声门伸入气管，拔出导芯，将导管继续插入气管 4～6 cm 后置入牙垫，退出喉镜。在导管上接呼吸囊并挤压呼吸囊，见胸廓隆起并有阻力感，听诊双肺呼吸音正常，表明导管在气管内。最后用胶布将牙垫和气管导管一起固定于两侧面颊部。

(4)经鼻腔气管插管者，首先检查患者鼻腔有无鼻中隔偏曲及鼻息肉等。患者体位同口腔插管，用麻黄碱液为患者滴鼻 3 次后滴入液状石蜡，导管外涂润滑油，清醒患者用 1%地卡因溶液喷鼻腔。右手持不带导芯的气管导管自通气良好的一侧鼻孔插入，当导管通过鼻后孔与咽喉部时，一边将导管轻轻推进，一边在导管口听呼气时的气流强度，并根据气流大小调整头颈和导管的位置，在气流最强时继续将导管插入气管，确定导管插入气管后，用胶布及系带固定于患者颊部及枕部。

(5)吸净呼吸道分泌物，如需机械通气治疗，向导管气囊内注气 3～5 mL，将气管导管与呼吸机连接。

(三)注意事项

(1)插管时动作要正确、轻柔、迅速。挑起会厌时，切忌以门齿作为支点，避免门齿损伤脱落。应将喉镜向上提，使着力点在镜片前端，患者若有义齿，应在插管前取下。

(2)暴露声门是插管成功的关键，如果显露困难，可轻轻按压喉结或将导管沿会厌后下盲探插入。若经鼻腔插管困难，可在导管达咽喉时，以咽喉镜显露声门，在明视下将导管插入气管内，导管插入气管内长度为成人 5 cm，小儿 2～3 cm，插管不宜过深，避免插入一侧支气管。

(3)气管导管选择要适当，严重颈椎骨折患者，插管时应注意轻轻搬动头颈部，避免颈髓损伤。

(4)插管留置时间不宜过长，一般不超过 72 小时，避免压迫时间过久引起气管黏膜水肿、溃疡、坏死，超过 72 小时病情仍无改善者，应考虑行气管切开术。

三、心脏电除颤

(一)用物准备

除颤仪 1 台、75%乙醇棉球、纱布、导电糊、氧气装置、0.9%氯化钠溶液、吸引器、气管插管、10 mL 注射器、地西泮注射液 10 mg3 支、肾上腺素 2 支、弯盘等。

(二)操作要点

(1)患者平卧于硬板床上。

(2)给予安慰,松解衣裤纽扣,避免接触金属物质。

(3)吸氧 15 分钟,记录心率、呼吸、血压,建立静脉通道。

(4)做心电图,以便对照,解除心电图电极导线,以免被电击损坏心电图机。

(5)连接除颤器,把除颤方式开关置于“非同步”;把人体/机内放电选择开关置于“人体”;导联选择开关置于“除颤”。

(6)若心室颤动波细小,可选用肾上腺素 1~2 mg 静脉注射,以增大波形。

(7)用 75%乙醇棉球擦胸部电极板接触部位皮肤,擦红去脂,然后用纱布擦干。

(8)将导电糊均匀涂于两个电极板上,禁忌涂到握手柄上。

(9)按下除颤充电按钮,观察能量指示表上升到需要的数值即关闭;充电为 200 J。

(10)一电极板置于胸骨右缘第 2、3 肋间,另一电极板置于左锁骨中线第 5 肋间(两电极板至少相距 10 cm)。

(11)双手紧压电击手柄,两拇指同时按电击手柄上的按钮(放电除颤)。

(12)放后立即心脏听诊或通过除颤仪上的示波屏,观察心电活动,确定除颤是否成功,并决定是否需要再次进行电除颤。

(13)无效时可重复电击除颤,最大电能为 360 J。

(14)除颤成功,关闭除颤仪电源,擦干电极板备用。

(15)整理用物及病床单位。

(三)注意事项

(1)除颤治疗时,去除患者身上所有的金属物品,任何人不能接触患者及床沿,施术者不要接触盐水纱布或将耦合剂涂在电极板以外的区域,以免遭电击。

(2)电极板与皮肤接触良好,用力按紧。

(3)电除颤时,应保持呼吸道通畅,呼吸停止者应建立人工呼吸通道。

(4)对于心室扑动或心室颤动的患者来说,电除颤仪是心肺复苏的一部分,其后继续按心肺复苏术进行处理。

(5)除颤完毕,应将电极板上的导电糊擦净。

四、电动洗胃术

(一)用物准备

电动洗胃器、洗胃管、纱布、压舌板、开口器、舌钳、橡胶巾、滑润油、弯盘、量杯、污水桶、洗胃液、导泻剂。

(二)操作要点

(1)备齐用物，携至床旁，查对床号、姓名。

(2)连接洗胃机上的各种管道，然后接通电源，打开电源开关。

(3)患者取去枕平卧位，头偏向一侧，胸前围橡胶巾，如有活动义齿应取下，口角处放置弯盘。术者立于患者头顶部，将洗胃管前端润滑后，将裹有纱布的压舌板放于患者的上下臼齿间，右手用纱布裹胃管自口腔轻轻插入，如为清醒患者，可令其做深呼吸或吞咽动作，将胃管插入 45～55 cm 并验证，然后固定胃管。

(4)连接胃管和洗胃机，将旋钮扭至“吸”，将胃内容物吸出，然后将旋钮扭到“冲”注洗胃液 300～500 mL 再吸出。如此反复，洗至吸出的液体澄清无味为止。洗胃完毕，注入导泻剂，反折胃管，迅速拔出。

(5)协助患者漱口、洗脸、整理床单位，清理用物。

(6)记录洗胃液名称、洗出液性质及患者病情等，必要时送检标本。

(三)注意事项

(1)急性中毒患者，应从速采用口服催吐法或电动洗胃机洗胃，以减少毒物的吸收。插管时动作要轻柔，切勿损伤食管黏膜或误入气管。

(2)当中毒物质不明时，一方面抽出胃内容物送检；另一方面可先选用温开水或等渗盐水进行催吐或洗胃。待毒物性质明确后，再采用对抗剂洗胃。在洗胃过程中，患者自觉腹痛且有血性液体吸出或出现休克时，应立即停止洗胃，并通知医师进行处理。

(3)每次灌注量以 300～500 mL 为宜。在洗胃过程中，应随时观察脉搏、呼吸和血压变化，配合医师做好相应的急救与护理，并详细记录。

(4)如吞服强酸或强碱等腐蚀性毒物，切忌洗胃，以免造成食管或胃穿孔。若遇上述情况，可按医嘱给予药物或物理性对抗剂，如牛奶、蛋清、米汤、豆浆等以保护胃黏膜；若为幽门梗阻患者洗胃时，需记录胃内潴留量，以了解梗阻情况，供补液参考。

五、多功能呼吸机的临床应用

（一）用物准备

备呼吸机及其管道、湿化器、滤纸、无菌蒸馏水、氧气、氧气减压表等。

（二）操作要点

(1)向清醒患者解释应用呼吸机的目的及注意事项，争取其配合，然后给患者用带气囊的气管导管建立人工气道。

(2)正确连接呼吸机各部件、湿化器内放入滤纸并倒入无菌蒸馏水，将减压表与氧气、呼吸机相连接，打开氧气开关，减压表压力调至 0.3 MPa，依次打开空压机，呼吸机及湿化器开关，连接模拟肺，根据患者病情及体重设置通气方式、呼吸参数及报警界限。

(3)应用辅助/控制(A/C)通气方式时，将氧浓度(FiO_2)设置最低有效水平，一般为 21%～60%，潮气容积(VT)6～15 mL/kg，呼吸频率(f)12～16 次/分，吸气流速峰值 20～40 L/min，屏气时间占呼吸周期的 10%左右，使吸/呼时间比值(I/E)保持在 1：(2～3)湿化器湿度调至 32～37 ℃。

(4)应用同步间歇指令性通气(SIMV)方式时，呼吸频率一般设置在 12 次/分以下，吸气流速峰值 40～70 L/min，其他参数调节同前。

(5)如需应用压力控制通气(PCV)方式，将压力控制调至指定压力，一般为 2～3 kPa(20～30 cmH_20)，其他参数调节同前。

(6)设置报警界限：通气量的上下报警界限为设置通气量的±20%，通气压力报警界限其上限高于吸气峰压或设置压力 1 kPa(10 cmH_2O)，下限容量控制通气时高于呼气末压 0.2～0.5 kPa(2～5 cmH_20)，压力控制通气时为设置压力的 1/2。

(7)其他功能调试：触发敏感度一般成人为－0.2 kPa(－2 cmH_2O)左右；需加用呼气末正压通气(PEEP)方式时，最佳水平为 0.2～2.0 kPa(2～20 cmH_2O)；撤离呼吸机过程中，为了降低呼吸做功，可加用压力支持通气(PSV)，一般为 0.5～2.0 kPa(5～20 cmH_20)，最高不超过 1.9 kPa(20 cmH_20)。

(8)调试呼吸机正常运转及呼吸机参数适当后，向患者气管导管的气囊内充气以封闭气道(压力控制通气可不封闭气道)，将呼吸机与人工气道连接。

(9)脱机指征：待自主呼吸恢复，神志清楚，咳嗽反射存在，肺部感染基本控制，痰量明显减少，血气分析正常或接近正常(某些慢性呼吸衰竭患者)，肺活量达到 10～15 mL/kg，潮气量＞5 mL/kg，死腔量/潮气量＜0.6。

(10)脱机步骤:①向患者解释,消除患者紧张、恐惧心理;②使用 SIMV、CPAP;③面罩或鼻导管给氧,间断停机;④逐渐停机,如停机失败可再开机,待患者病情缓解后积极停机。

(11)关机顺序:关呼吸机—压缩面—氧气—切断电源。

(12)登记呼吸机使用时间与性能,整理用物归还原处。

(三)注意事项

(1)使用呼吸机前应检查各部件性能及运转情况是否良好,确认无异常及各呼吸参数适当后,方能与患者人工气道连接。

(2)使用呼吸机或改变呼吸机条件 30 分钟时应复查血气分析,根据其结果调整呼吸机参数。应随时注意观察呼吸机运转情况及患者神志、呼吸、发绀、尿量等变化,并通过心电监测仪观察心率、心律、血压、血氧饱和度的变化,发现异常及时查找原因,并通知医师予以处理。

(3)保持呼吸道通畅,及时给患者翻身、叩背、吸痰。吸痰时间不宜过长,一般不超过 15 秒。为防止吸痰时引起的通气不足,可在吸痰前后适当加大通气量。较长时间使用呼吸机的患者,可加用深呼吸通气,防止肺不张的发生。

(4)观察并预防机械通气并发症的发生,如肺部感染、肺不张、肺与纵隔的气压伤,通气不足和通气过度、氧中毒、循环障碍等。

(5)观察并及时纠正与人工气道有关的并发症,如导管阻塞或脱出、气囊滑脱或破裂、气管黏膜受压引起的缺血坏死等。

六、呼吸机辅助呼吸双人协同吸痰术

(一)用物准备

床旁备吸引装置及简易呼吸器,治疗盘内放置:消毒手套、一次性吸痰管、0.9%氯化钠溶液 500 mL(注明开瓶日期)、无菌换药碗 2 个(其一注明气管,其二注明口鼻腔)、含氯消毒液(1 000 mg/L)、20 mL 注射器(盛有气道湿化液或称为痰液稀释液)、听诊器、弯盘等。

(二)操作要点

(1)洗手、戴口罩,将用物携至床旁,操作者站于患者右侧,向清醒患者做好解释。

(2)检查吸痰装置性能是否完好。

(3)与助手协同为患者翻身拍背后取平卧位,头稍抬高。

(4)听诊双肺呼吸音,注意有无痰鸣音。

(5)观察患者的情况,如 SPO_2<95%暂时提高 FiO_2或按呼吸机面板上 3 分钟的纯氧按钮,使 SPO_2达到 95%以上。

(6)换药碗中倒入所需的 0.9%氯化钠溶液。

(7)戴手套、连接吸痰管与吸引管,用气管碗中的盐水湿润吸痰管前端。

(8)助手戴手套,并分离呼吸机。

(9)操作者左手夹闭吸痰管的负压,右手持吸痰管,以慢而轻柔的动作下送吸痰管至有阻力感或估计已接近气管导管末端时开放负压,边吸边鼓励患者咳嗽,然后上提吸痰管,同时进行左右旋转,吸痰过程中注意观察患者的心率、心律、呼吸、SPO_2及皮肤黏膜的变化。

(10)痰液黏稠者可滴入气道湿化液 3~5 mL,第一次吸痰不彻底,待患者平静后可重复吸引 2~3 次,吸痰完毕,用气管碗中的盐水冲洗吸痰管。

(11)助手及时连接呼吸机,视 SPO_2的情况,调整吸氧浓度。

(12)同法吸引口鼻腔分泌物,用口鼻腔碗的盐水冲洗吸痰管及吸痰连接管。最后用含氯消毒液冲洗吸痰管及负压吸引管路,如需再次吸痰,应重新更换吸痰管。

(13)吸痰结束,为患者摆好体位,并在特护单上记录吸痰次数、痰量、性状、有无异味及病情变化。

(14)再次听诊双肺呼吸音与吸痰前作对照,做好护理记录。

(三)注意事项

(1)吸痰过程严格执行无菌操作,保持吸痰管无菌,未戴手套的手不能触及吸痰管。气管内吸痰与口、鼻腔吸痰物品应严格分开,简易呼吸器应每个患者保证专用。吸痰管为一次性物品,应一用一更换。

(2)严格遵守吸痰原则:无菌、无创、快速、有效。无菌指严格无菌操作,无创指把对患者的创伤减少到最低程度,快速指每次吸痰时间不超过 15 秒;有效指能将痰液充分吸净。

(3)选择适当型号的吸痰管,吸痰管直径应小于气管插管内径的 1/2,长度应超过气管插管的顶端。

(4)严格掌握吸痰时机,注意吸痰时压力,压力以 0.02~0.04 MPa 为宜;当痰液黏稠,不易吸出时,可将气道湿化液 5~10 mL 注入气管插管内,用简易呼吸器膨肺 2~4 次后再行吸引。

(5)吸痰过程中密切观察患者的心率、心律、SPO_2、皮肤黏膜变化,如出现心率及呼吸增快，超过吸痰前20%，并伴有心律不齐、SPO_2下降，发绀加重等情况，立即停止吸痰做相应的处理；对烦躁不安的患者应防止气管插管脱出。

七、简易呼吸器的应用

（一）用物准备

简易人工呼吸器、面罩、氧气装置1套，吸氧管、氧气连接管、纱布、弯盘（以上用物置抢救车内）。必要时备吸痰设施等。

（二）操作要点

（1）发现患者呼吸微弱或停止，立即通知医师；同时推抢救车到床旁，评估病情。

（2）去枕，解开衣领，头偏一侧，清理呼吸道，畅通气道。有义齿要取下，必要时吸痰。

（3）简易呼吸器连接氧气，调节氧流量5～10 L/min，使储氧袋充盈。

（4）取下床头，抢救者位于患者头部后方，将面罩罩紧患者口鼻，或将简易呼吸器与气管插管相连。

（5）均匀挤压简易呼吸囊，成人挤压频率为10～12次/分（5～6秒/次），使潮气量达每次400～600 mL，挤压时使气囊塌陷1/3～1/2，每次挤压时间1～1.5秒，小儿（1～8岁）挤压频率为16～20次/分。

（6）辅助呼吸过程中注意观察患者双侧胸廓起伏是否良好，自主呼吸是否恢复，SPO_2及生命体征、神志情况等。必要时进行其他复苏措施；需行气管插管者协助紧急气管插管；若患者有微弱自主呼吸，挤压气囊应与患者同步；当自主呼吸恢复正常，应停用呼吸气囊。

（7）根据情况整理患者及用物；做好护理记录。

（三）注意事项

（1）抢救者应严密注意患者的胸廓起伏情况，确保辅助呼吸有效。

（2）密切观察患者呼吸和意识恢复情况，氧合改善与否，并及时记录。

（3）固定面罩手法应准确，采用“C”字手法或“E”字手法。

（4）简易呼吸器属于抢救设备，应定期检查记录，保证其处于备用状态。

八、血液滤过技术

（一）用物准备

血液滤过机、血液透析器、血液透析管路、穿刺针、0.9%氯化钠溶液、10 cm

×12 cm透明敷贴、止血钳、肝素氯化钠液、预冲盐水及置换液。治疗盘内放置的物品包括无菌治疗巾、0.2%碘伏、棉签、肝素氯化钠液、注射器、止血带、弯盘。

(二)操作要点

(1)滤过前向患者说明滤过的目的和方法，取得患者同意、配合，签同意书，并进行完整的病史收集，全面体检，确立诊断，遵医嘱查生化十项、肾功能、HBV。

(2)接通电源，打开开关，系统进行自检通过。

(3)选择治疗程序及通路。

(4)根据提示安装管路及空的溶液袋。

(5)安装滤器并连接通路，选择抗凝注射器到通路上。

(6)开始预冲，预冲前需要确定：所有管道的安全夹均为开放状态；用1 000 mL肝素氯化钠溶液袋连接在静脉(蓝色)通路上；在动脉(红色)通路上连接废液袋。

(7)确认后开始预冲程序，如果预冲不理想可选择重新预冲模式，也可选择单纯或多通路循环预冲。

(8)预冲结束后选择再循环模式，循环至少15分钟。

(9)启动运行模式之前，必须进行安全夹和压力检测，通过检测后选择进入程序。

(10)输入患者参数，与患者连接：①将红色动脉端连接患者，并启动血泵，当安全探测器检测到血液时，血泵停止运行且报警提示；②将蓝色静脉端与患者连接并打开通路，可启动治疗。

(11)治疗结束后，置管道封管备用，此时务必遵循屏幕提示指令操作。

(12)从机器上拆除全部管路；分类处理；整理机器备用。

(三)注意事项

(1)穿刺静脉时严格执行无菌操作原则，预防感染。

(2)滤过过程中应严密观察体温、血压、心率、心律、呼吸变化，每30～60分钟测量血压1次。

(3)注意观察患者在滤过过程中有无寒战、头疼、头晕、恶心、呕吐、肌肉抽搐或其他精神症状等，并给予对症处理，根据病情控制体温。

(4)注意血滤机的各种报警声，并及时调整。

(5)准确记录超率量；观察引流液的颜色；注意患者有无出血情况。

第二节　重症监护操作技术

一、心电监护仪的应用

心电监护仪是内科、外科及重症监护病房的常用仪器，实习护士必须掌握其操作方法及监护要点。

二、血氧饱和度监测

(一)用物准备

脉搏血氧饱和度测定仪、记录本、笔。

(二)操作要点

(1)将用物携至患者床旁，向患者或家属做好解释工作，以取得配合。

(2)测定仪的周围部分常成夹形或扁形，使用时依据仪器的图示夹于耳垂、指、趾等部位，或贴于皮肤上，测定仪即可显示血氧饱和度读数。

(3)根据患者病情调整报警界限。

(4)观察血氧饱和度波形，排除干扰因素。

(5)整理用物，做好记录，必要时汇报主管医师。

(三)注意事项

(1)休克、体温过低、强光照射、使用血管染剂、涂抹指甲油时，均可影响结果。

(2)出现正铁血红蛋白血症时，其结果失真。

(3)当无创氧饱和度结果与症状体征不一致时，须用动脉血气分析进行鉴别。

三、有创动脉压监测

(一)用物准备

动脉穿刺留置针、测压管道系统、监护仪、常规无菌消毒盘、肝素氯化钠液(500 mL 0.9%氯化钠溶液中加肝素 10 mg)、输液贴、小夹板及小枕。

(二)操作要点

(1)连接有创动脉测压系统,并保证其性能良好。

(2)对意识清醒的患者,做好解释工作,取得配合。

(3)严格执行无菌技术操作规程,选择适宜的动脉进行穿刺,操作过程中,严密观察患者的心率、心律、血压、氧饱和度的变化。

(4)穿刺成功,将套管针连接测压装置,并妥善固定牢固。

(5)正确校对监护仪上的零点后使传感器与大气隔绝而与动脉相通,测压开始,此时,监护仪上可连续准确地显示动脉血压的数据和波形。

(6)整理用物,做好记录。

(三)注意事项

(1)掌握正确的测压方法:①测压管道系统内应充满肝素氯化钠液,压力传感器的位置与动脉测压点高度在腋中线第四肋间,与心脏同一水平。②正确校对监护仪上的零点,患者体位和传感器的位置不变时,每 4～6 小时调试零点一次;体位变换时,相应调整传感器与右心房水平一致,再校正传感器零点。

(2)严格执行无菌操作,严密观察局部出血、渗血等情况:①穿刺部位每天用 2%碘酊、75%乙醇溶液消毒及更换敷料,并用无菌透明膜覆盖,防止污染;②测压管道系统应始终保持无菌状态,抽血后,导管接头处应严格消毒。置管时间不应超过 1 周,如需继续应用需更换测压部位;③密切观察局部情况及肢体末端的颜色、温度,当发现有缺血征象时,应立即拔除。

(3)保持管道系统通畅,防止管道受压、扭曲或阻塞、妥善固定,防止穿刺针及测压管脱落。

(4)防止气栓发生,在调度零点、取血等操作过程中,严防气体进入动脉内造成空气栓塞。

(5)严防动脉血栓形成:①每次测压管抽取动脉血后,均应立即用肝素氯化钠液快速冲洗,以防凝血;②管道内如有血凝块时,应及时予以抽出,切勿将血凝块推入,以免发生血栓栓塞;③防止管道漏液,以确保肝素氯化钠液的滴入;④动脉内置管时间长短与血栓形成量呈正相关,因此,在患者循环功能稳定后,应尽早予以拔除。

四、中心静脉压监测

(一)用物准备

测上腔静脉压,备颈内静脉、锁骨下静脉;测下腔静脉压,备股静脉,穿刺部位常规备皮;备中心静脉置管物品:三通延长管1条、输液器1套、测压管1套、零点测压器1个、刻有cm的标尺1个、0.9%氯化钠溶液1瓶。

(二)操作要点

(1)向患者讲明中心静脉置管及CVP监测的意义,取得患者合作。

(2)将测压器与带有刻度的标尺一起固定于输液架上,测压管与三通延长管(直端)相连,输液器与三通另一开口端连接,排尽管内气体。

(3)根据患者情况,选择不同静脉导管和穿刺部位,按常规操作方法行中心静脉置管术。静脉导管与三通延长管输液端相连。测定零点位置,使测压计零点与患者右心房保持同一水平(相当于平卧时右侧腋中线第四肋间)。

(4)测压转动三通,阻断静脉导管端,将输液器内液体注入测压管内,当水柱上升至2.5 kPa(25 cmH_2O)后再阻断输液器一端,使测压管与静脉导管相通,此时测压管内液面迅速下降,当液面下降至仅随呼吸轻微波动时,其高度即为CVP数值。

(5)压力传感器测压法:利用心电监护仪通过换能器、放大器和显示仪,显示和记录压力数据及波形变化。

(三)注意事项

(1)测CVP时,患者取平卧位,使测压计零点与患者腋中线第四肋间保持在同一水平,体位改变时应重新测定零点。

(2)各连接管应确保连接正确,保持通畅,测压时应排尽管内气泡,防止气体进入体内造成气栓。严格无菌操作,预防导管感染并发症。每天用75%乙醇消毒穿刺部位并更换敷料,保持局部清洁干燥,每天更换输液器及测压管道。

(3)患者深呼吸、咳嗽、腹胀、用呼吸机治疗及应用PEEP通气方式等造成胸腹腔压力增高的各种因素,对CVP数值均有影响,应注意观察。测CVP管道时应避开血管活性药物的通路以免引起血压变化。测压时应严密监测,不得擅自离开,测完后及时将三通转至输液位置以防静脉堵塞。对CVP和血压应密切观察,综合分析,以指导临床治疗。

(4)中心静脉导管堵塞或尖端顶于血管壁,导管扭曲打折或穿破血管壁等均可影响CVP的正常测压,应注意纠正。

(5)骨盆骨折、腹膜后血肿、布加综合征、门脉高压症患者禁选用股静脉置管。

五、输液泵的应用

(一)用物准备

输液泵、滴斗传感器、电源线、输液架、输液器、治疗车、所需液体及药物、常规静脉输液盘。

(二)操作要点

(1)向患者讲明应用输液泵的目的及注意事项。

(2)建立静脉通道。连接输液器,按常规排气,关闭输液器轮夹,在输液器点滴壶上安置流量探测器。

(3)安置输液器,打开泵门,将减压阀接头在泵门内安装正确后关闭泵门。接通输液泵电路,打开输液泵开关,自动系统检测开始。

(4)打开输液器轮夹,按患者每小时需要液体量设置输液速度(每小时 1~999 mL 范围内调节)。按$\sum$mL 键,将所需液体总量记录于输液泵内,按 start 键,观察能正常输液后,按 stop 键停止输液,将输液器与患者静脉通路相连,再按 start 键,开始输液。

(5)若改变输液速度,先按 stop 键,停止输液,再按 C 键消除原输液速度,调整输液速度后按 start 键,以新的输液速度重新开始输入。停止输液时,按 stop 键,拔针、按压针眼,取下输液器,关闭电路。输液泵用 75%乙醇溶液擦拭后放于清洁干燥处备用。

(三)注意事项

(1)交流连接电源线必须采用三蕊标准电源线。输液泵在使用时尽可能远离强电磁场干扰源。

(2)输液泵可将每小时所需液体量和药物准确输入静脉,但不能匀速输入,故需以均匀速度输入的药物不宜选用。

(3)保持静脉通畅。如有外渗,应立即更换输入部位。输液泵具备较全面的报警系统,如输液完毕,输液管道阻塞,管道内进入空气及流量探测器安装不妥时,可自动发出报警,应根据报警情况及时排除故障。

(4)滴斗传感器必须与液平垂直,滴斗内液面应低于下腰线。如出现“完成”与“阻塞”一同报警,应检查滴斗装置安装是否正确。不用时应将其与连接插头一起取下,否则将出现“完成”与“阻塞”一同报警。

(5)断电时输液泵可自动接通蓄电池工作。蓄电池电源耗尽发出报警时,应立即接通外部电源，使其继续工作。

(6)注意观察用药效果及不良反应；根据病情及时更换药物或改变注射速度。

六、微量泵的应用

(一)用物准备

微量泵及接管(泵管)、电源线、60 mL 注射器、输液器、常规静脉输液盘、三通管、所需液体及药物、弯盘等。

(二)操作要点

(1)向患者讲明应用该泵的目的，争取配合。

(2)建立静脉输液通道，并检查微量泵性能。

(3)用注射器抽取药物，其用量按每小时所需剂量计算并稀释至 50 mL，连接泵管，排尽注射器及泵管内空气。接电源线，放松微量泵旋钮，将注射器正确安装后拧上旋钮，打开开关，系统自动检测开始。

(4)按药物浓度及患者所需剂量设置注射速度(可在每小时 0.1～99.9 mL 范围内调节)。显示器数据与设置数据一致时，按开始(start)键；观察能正常运转后按停止(stop)键，将泵管与患者静脉通路相连接，再按开始(start)键，开始推注。

(5)需改变注射速度时，按停止(stop)键，注射停止，按消除键(C)显示器注射速度显示 0。设置新的注射速度后按 start 键，微量泵即按新的注射速度注入。注射结束，关闭开关，取下空针，将微量泵用 75%乙醇纱布擦拭，然后放置在清洁干燥处备用。

(6)整理用物，收拾好所有物品。

(三)注意事项

(1)为保证用药剂量准确，在注射速度设置准确后，方可开始注射，并在注射泵上设一卡片注明患者床号、姓名、药物名称、浓度、每小时注射剂量及速度。注意无菌操作，注射开始时在其活塞上盖一无菌纱布，防止药物污染。注意保持静脉通路通畅，与输液器合用一静脉通路时，可用三通器相连。

(2)尽量减少更换注射器所用时间，药物注射完毕前 3 分钟，微量泵自动报警，此时应将另一注射器的药物准备好。

(3)断电时微量泵可自动接通蓄电池工作。蓄电池电源耗尽发出报警时，应立即接通外部电源，使其继续工作。

(4)注意观察用药效果及不良反应；根据病情及时更换药物或改变注射速度。

七、经外周静脉中心静脉置管术(PICC)

(一)用物准备

PICC 穿刺包(导管、穿刺针、20 mL 空针 3 个、无菌剪刀、镊子、治疗巾、洞巾、纱布、10 cm×12 cm 敷贴、2%碘酊、75%乙醇溶液、尺子、止血带、胶布)、无菌手术衣、无菌手套、0.9%氯化钠溶液或肝素氯化钠液、绷带、治疗盘、弯盘。

(二)操作要点

(1)洗手、戴口罩。

(2)向患者及家属做好解释工作以取得合作。

(3)选择穿刺静脉并测量置入长度。常选上肢贵要静脉、肘正中静脉、头静脉，以右侧为首选；测量长度时，患者平卧，穿刺上肢外展与躯干呈 90°，从预穿刺点沿静脉走向到右侧胸锁关节再向下至第 3 肋间隙的长度即为预置入长度；臂围：肘窝上四横指处测臂围。

(4)打开 PICC 穿刺包，建立无菌区，戴无菌手套将无菌巾铺于穿刺肢体下，消毒穿刺部位(2%碘酊、75%乙醇溶液各 3 遍)。

(5)穿无菌手术衣，更换无菌无粉手套；铺洞巾，用空针抽吸 0.9%氯化钠溶液或肝素氯化钠液。

(6)用 0.9%氯化钠溶液冲洗 PICC 导管，并修剪导管。

(7)扎止血带，准备穿刺，使静脉膨隆。

(8)去除导管保护外套。

(9)以 15°～30°角进针进行静脉穿刺，回血后立即减小穿刺角度，推进插管鞘确保插管鞘完全进入静脉。

(10)穿刺成功后，压迫穿刺点上方血管，退出针芯。

(11)右手用镊子将导管从套管中缓慢送入静脉，松开止血带。

(12)导管置入到 20 cm 左右时，嘱患者向静脉穿刺侧转头下颌压同侧锁骨。

(13)置管达到预定长度后，将引导套管自穿刺处撤出撕裂，缓慢撤出导丝。

(14)按压局部止血，用盛有 0.9%氯化钠溶液的空针抽吸回血，并注入

20 mL 0.9%氯化钠溶液脉冲式冲导管，保证其通畅，然后正压封闭导管。

(15)移去洞巾，用75%乙醇棉签清洁穿刺点周围皮肤，然后涂皮肤保护剂(不要触及穿刺点)。

(16)用胶布固定穿刺管圆盘，穿刺点覆盖纱布再用敷贴覆盖固定，胶布交叉固定圆盘远侧穿刺管，再次用胶布固定圆盘。然后用无菌纱布包裹、固定延长管，必要时局部加压包扎。

(17)观察并询问患者有无不适，整理用物。

(18)进行X线检查确定导管位置。

(三)注意事项

(1)经外周静脉中心静脉置管操作应在无菌操作间进行。

(2)穿刺时尽量选择粗、直及静脉瓣少的血管进行穿刺。

(3)修剪导管时，注意不可剪断导丝；导管断面不可呈尖端。

(4)当导管置入肩部时，嘱患者向穿刺侧转头，并将下颌紧贴锁骨。

(5)置管过程中送管速度不宜过快，如有阻力，不能强行置入，可将导管退出10 cm左右，变换位置再行置入。

(6)置管后应指导患者适当活动患肢，做握拳、屈伸等动作，以促进静脉回流，减轻水肿。

(7)每次输液前应回抽有无回血，用10 mL以上的注射器抽吸0.9%氯化钠溶液进行脉冲式冲管。

(8)停止输液时用10 mL以上的注射器抽取肝素氯化钠液10 mL进行正压封管。

(9)穿刺点每周换药1次，用2%碘酊、75%乙醇溶液各消毒3遍，消毒范围以导管中心、直径8～10 cm，再覆盖无菌敷料贴。注意揭敷料贴时由下至上，防止撕裂导管；固定牢固，肝素帽用无菌敷料包裹。

(10)注意观察患者体温变化，局部有无红肿，导管有无脱出，带管肢体有无肿胀等情况，发现问题及时处理。

(11)封管液及封管的方法：配制浓度适当的肝素液，肝素液浓度为50～100 U/mL，封管时可抽取10～20 mL肝素液正压封管，对输入黏稠度较大的药物如20%甘露醇、脂肪乳、人血白蛋白、血液等，应先用0.9%氯化钠溶液10 mL冲管后再行封管，以免造成封管失败。肝肾功能不全的患者，采用0.9%氯化钠溶液10 mL作为封管液，0.9%氯化钠溶液能维持细胞外液容量和渗透压，与体内水盐平衡及血循环密切相关，注入血管内可防止血栓形成。心血管疾病患者，血液高凝状态，不宜用0.9%氯化钠溶液作为抗凝剂，应选用肝素液作为封管液，以降低堵管率，延长留置时间。

(12)拔管：导管的留置时间根据病情决定，导管拔出时应从穿刺部位轻轻地缓慢拔出导管。用力要均匀、忌暴力，防止损伤血管壁，拔出后应对照穿刺记录并观察导管有无损伤、断裂、缺损。拔管后立即压迫止血，无菌敷料覆盖24～48小时。

第五章　手术室护理

第一节　手术室相关知识

一、环境要求

手术室的环境应全方位、全过程地阻止所有污染途径的干扰，因此手术室位置应选择自然环境质量好，大气含尘、含菌浓度低，无有害气体的地区。

理想的手术室应设置在医院楼房空气洁净的较高层或顶层，外科病房、病理科、血库和放射科应邻近手术室，以便于接送患者、术中迅速处理病理切片、取血、摄X线片等。

建筑结构和布局合理、设备器械及各种辅助用品齐全，是保证手术顺利进行的必要条件。手术室还应建立严格、完善的管理制度，提供一个高效率的工作环境。

二、手术室环境分区

手术室环境分区包括洁净区、清洁区和污染区。

(1)洁净区：手术间、刷手间、内走廊、无菌敷料间、无菌物品间、洁净电梯等。

(2)清洁区：更衣室、敷料间、餐厅、办公室、清洁电梯等。

(3)污染区：污染走廊、污染电梯、器械房污染区及走廊入口等。

三、工作流程

(1)洁净手术室里的人和物流动是影响室内空气洁净度的重要媒介。手术人员、手术患者、手术用品(敷料和器械等)进出洁净手术室必须受到严格控制，并采取适宜的隔离程序。

(2)手术室采取的是双通道方案,即无菌手术通道和非洁净处置通道。①无菌手术通道:医护人员、患者、洁净物品的供应流线;②非洁净处置通道:术后手术器械、敷料、污物处置流线。

(3)手术室还应设3个出入口,包括患者出入口、工作人员出入口、污物出入口。尽量做到隔离、洁污分流,避免交叉感染。

四、主要房间配置

(1)手术间:①Ⅰ级特别洁净手术间,适用于关节置换、器官移植及脑外科、心脏外科和眼科等手术中的无菌手术;②Ⅱ级标准洁净手术间,适用于胸外科、整形外科、泌尿科、肝胆胰外科、骨外科和普通外科中的一类切口无菌手术;③Ⅲ级一般洁净手术间,适用于普通外科、妇产科等手术;④Ⅳ级准洁净手术间,适用于肛肠外科及污染类手术。

(2)刷手间:两个手术间之间或洁净区内。

(3)无菌物品间:备有麻醉的气管插管、呼吸面罩,各种引流管、纱布罐、缝线、油纱、手术特殊用物、手套、棉棍、尿管、吸引器管、负极板等无菌物品的存放地。

(4)药品间:手术各种用药、消毒液、抢救车存放地。

(5)无菌敷料间:除了保存当天的手术器械和敷料,还备有手术中随时可能用到的敷料及急诊备用器械等。

(6)麻醉恢复室:配备各种监护仪器和急救药品。

(7)器械房、供应室和敷料间:是全手术室的枢纽,所有手术器械和敷料都由器械房和敷料间工作人员打包、灭菌,放在无菌敷料间备用。

(8)手术准备间:存放各种体位架、姿势垫、辅助仪器及手术间常规用品(床单、脚凳、垃圾袋、鞋套、棉垫等)。

五、手术室规则

(1)手术室规则:①严格执行无菌技术操作规范,除参加手术的医护人员及与手术有关的工作人员和学生外,其他人员不得进入手术室;②进入手术室的人员必须换上手术室的专用衣、帽、拖鞋、口罩等;③手术室工作人员暂离手术室外出时,必须更换外出衣、戴鞋套(或者更换外出鞋);④患疖肿或急性呼吸道感染者,不得进入手术间;⑤手术室内保持肃静,严禁抽烟,值班人员在指定地点进餐;⑥参加手术的人员必须先进行无菌手术,后进行感染手术;⑦手术进行时,除有特殊紧急情况,一律不传私人电话;⑧手术室内一切用品用后归还原处;⑨注意安全，手术间内电源开关和各种气体一定要在专人指导下使用。

(2)手术间规则：①手术准时开始；②手术间内避免对流通风；③严格遵守无菌技术操作，若无意违反但经他人指出时，应立即纠正，不得争辩；④手术进行中，室内巡回护士不得无故擅自外出，如需外出时必须与器械护士及麻醉医师协商，经同意后方可离开；⑤手术完毕后，脱下的手套及沾染患者体液的一次性垃圾应放入黄色垃圾袋中；⑥特殊感染的手术，术后应按照隔离技术要求进行消毒；⑦手术完毕后认真清洁卫生并将物品归位。

(3)更衣室规则：①个人更换的衣物存放在衣架或衣柜内，贵重物品应自行保管好；②术后脱下的衣裤应放入专用洗衣袋，拖鞋置于鞋格或柜内，一次性口罩帽子弃于黄色垃圾袋内；③严禁抽烟；④除参加手术的有关人员外，其他人不得在更衣室内洗浴。

六、手术室制度

(一)消毒隔离制度

(1)手术室要定期做空气培养，物品细菌培养，参加手术人员刷手后的细菌培养，蒸锅的芽胞测试；另外每天对压力蒸汽灭菌锅做 B-D 试验，合格后方可进行全日灭菌，并做记录。

(2)所有高压灭菌敷料包内均放指示卡，包口用指示胶条固定，灭菌结束后必须检查指示胶条变为均匀的黑色方可取出，包内指示卡变为黑色方可使用。

(3)灭菌敷料包有效期为 2 周，有效期写在固定的胶条上，手术间内打开的无菌包不得用于其他患者。

(4)每周更换安尔碘、酒精瓶，并注明开启时间。锐器收集盒开启后注明时间，2 天有效。

(5)实施特殊感染手术时，严格按照特殊感染手术后处理要求执行。

(6)澳抗阳性手术处理：设专用扫把、拖把、隔离鞋套、塑料水桶；手术间、门外、平车及污衣袋挂隔离标志；参加手术者穿着鞋套不得离开手术间；术后器械用 2%洗消净浸泡 30 分钟；污染被服放入污衣袋，注明澳抗阳性及日期，送洗衣房处理；将 2%洗消净倒入吸引器浸泡 30 分钟，一次性物品(包括麻醉用物)放入垃圾袋注明“隔离”二字，焚烧处理；墙、地面、无影灯、手术平车及各类物品先用 0.5%洗消净擦拭，再用清水擦拭，最后用 75%乙醇溶液擦拭。

(二)查对制度

(1)执行护理操作要做到三查七对。

(2)接手术患者时要认真查对病室、姓名、性别、年龄、住院号、手术名称、手术时间、手术部位及手术带药等。

(3)在进行体腔或深部组织手术时，严格清点器械、纱布、纱垫、棉片、棉球、缝针、线轴等，实行开台前、关体腔前、关体腔后、缝皮前4次清点。

(4)台上、台下医护人员需认真核对病理标本来源、病理单，将病理标本浸泡到4%甲醛溶液(10%福尔马林)中，病理标本的体积与溶液的体积比为1∶10。

七、手术室工作人员职责

(1)器械护士职责：①术前1天看手术表，了解预施手术步骤，必要时参加病例讨论，以便主动配合，如巡回护士休息，要代其完成术前访视工作；②备齐手术所需用物，检查手术所用的无菌物品及器械的灭菌有效期、灭菌指示标记；③协助巡回护士安置患者、准备手术用物仪器等；④提前20～30分钟，严格按刷手步骤刷手；⑤严格执行手术物品查对制度，与巡回护士共同清点台上所有物品2遍；⑥按无菌技术操作规范和细则协助医师消毒铺单、整理无菌台，检查器械性能是否良好，请术者检查关键的器械和物品是否备齐适用，如有疑问及时补充、更换；⑦对正在使用的纱布、纱垫、缝针等，做到心中有数，用后及时收回；⑧术中随时监督台上人员无菌技术操作，及时指出并监督其立即更正；⑨掌握手术步骤，积极配合，及时传递手术用物；⑩与手术医师核对后，及时、妥善处理病理标本，确保病理的完好性，在护理记录单的相应位置签全名，送冰冻标本要与手术医师、内勤人员核对；⑪术毕将器械送至器械房并和护理员核对，按医用垃圾处理流程处理术中废弃物。手术间的物品定位归原处；⑫对污染手术，按污染类别，遵照感染手术处理细则处理；⑬术中原则上不调换器械护士，特殊情况必须调换时，须两人清点台上所有用物，交代手术进程、物品摆放等，告之主刀医师，原器械护士交代去向并留联系电话后方可离开。

(2)巡回护士职责：①术前1天看手术表，了解手术及预施手术步骤，必要时参加病例讨论；访视患者做好术前宣教；准备手术所需物品、器械、仪器和设备，做到心中有数，准备充分，主动配合。②认真执行患者查对制度，核对患者姓名、年龄、性别、病房、手术名称、手术部位和麻醉方式。检查手术野备皮处及全身皮肤情况，再次核实患者有无义齿、发卡、隐形眼镜及贵重物品。如有异常及时报告、处理。同时做好麻醉前患者的心理护理。提高患者的安全感、舒适度和满意度。③严格执行护理文件书写规定，术前及术中特殊情况应在护理记录单上详细描述，并请主刀医师签名，如术前患者皮肤有压伤时，应在皮肤情况一栏中注明。④按静脉输液操作规程建立静脉通道，协助麻醉，按医嘱给药。⑤严格执行安置体位查对制度，协助手术医师摆好手术体位，保证肢体功能位，保护相应位置神经血管，防止压迫损伤。系好约束带，防止患者坠床。减少患者不必要的暴露，保护其隐私。⑥确保患者安全、舒适，注意保暖。⑦全麻患者，用眼药膏保护角膜、结膜或用胶布闭合眼睑，避开睫毛和眉毛固定。⑧协助洗手护士开台，严格执行手术物品查对制度与洗手护士共同唱点台上所有物品，并记录。术中添加物品两人清点后及时记录，台上掉下的物品应集中放于固定位置，以便清点。⑨按手术间管理制度对手术间内各类人员进行管理，安排各类人员就位，控制参观人员人数，并监督各类人员正确执行无菌技术操作。⑩坚守岗位，随时供给术中所需一切物品，负责监督手术间物理环境是否达标，包括温度、湿度、照明、层流、门窗、墙体等，以及手术间各种仪器和设备的正常运转情况，确保手术顺利进行，发现异常及时按报修流程处理。⑪做好护理观察，包括患者病情变化、出血情况、手术体位情况、用药、输液、输血情况和反应，确保患者安全。⑫填写病理单上各项内容，及时传呼内勤送冰冻标本，与手术医师、器械护士核对后将冰冻标本和病理单交内勤，由巡回护士与内勤人员在护理记录单上相应位置签字。⑬术中怀疑或发现电烧、氩气刀、手术灯、手术床、快速压力蒸汽灭菌锅等仪器有故障，应立即传呼仪器维修员。⑭手术带药要与病历核对；术中给药要与术者核对，并征求麻醉医师同意后方可给药，抢救时协助医师给药，在执行医师口头医嘱时，必须复述一遍，避免医疗差错或事故的发生，并保留空安瓿，以便事后核对。⑮协助手术医师包扎伤口，并与主管医师共同检查受压部位皮肤情况，认真记录。⑯术后搬运患者应在麻醉医师同意下，至少由 4 名医务人员共同完成，注意患者的动、静脉通路，各类引流管，有颈腰椎疾病、骨质疏松等疾病的患者应格外注意保护相应部位，注意保暖。⑰清洁、整理、补充手术间内一切物品，定位归原。如为污染手术，按污染类别，遵照特殊感染手术后处理细则处理。⑱每周一开启新安尔碘消毒液，每周五全天手术结束后，倾倒剩余药液，扔掉小瓶，每周五用乙醇擦拭棉棍罐。⑲术中调换巡回护士，须现场详细交接班，交接内容有患者姓名、病情、物品清点、手术进行情况、输液、用药、输血、体位、电烧、止血带、出入量、热水袋(冰袋)、受压皮肤、特殊仪器情况等，同时要通知术者和麻醉医师。⑳执行工作人员管理细则，加强自我保护意识。

第二节　手术室基础护理技术

一、手术室着装要求

(1)所有进入手术室清洁和洁净区的人员服装必须符合穿着规定。

(2)所有人员应穿着上下两件式衣裤或单件式裙装,不得套穿个人长内衣裤,穿着两件式手术衣时应将上衣扎进裤内,非刷手人员须穿长袖外套时系好全部纽扣。

(3)鞋的管理。进入手术室人员须在污染区脱去外穿鞋,在清洁区换穿拖鞋。手持外穿鞋进更衣室,将外穿鞋放入更衣柜内。穿鞋套外出返回手术室时,须在污染区除去鞋套后跨入清洁区;由外走廊返回时,须脱掉鞋套进入内走廊。

(4)在清洁和洁净区内必须戴手术帽,手术帽应同时覆盖所有头面部的毛发,长发者应先将长发固定好再戴帽子,可重复使用的帽子应在每次用后清洗干净。

(5)所有进入洁净手术区的人员必须戴口罩,口罩潮湿或污染时应及时更换。

(6)所有进入清洁和洁净区的人员佩戴的饰物须为手术衣所覆盖或摘除。

(7)手术衣一旦弄脏或潮湿,必须及时更换以减少微生物的传播。

(8)手术衣不能在手术室以外区域穿着,外出时必须外罩一件背后打结单次使用的长袍(外出衣),回到手术室后必须将外出衣脱掉放入污衣袋内。

(9)注意使用保护性防护用具,如手套、眼罩、面罩、鞋套、防水围裙等。

(10)工作人员必须注重个人卫生和形象。每天洗澡,勤修指甲、不可涂指甲油或戴人工指甲,注意洗手,不浓妆艳抹,不佩戴首饰,眼镜于手术前要清洗擦拭。

(11)手术衣每次穿着后放于指定位置由专人收集、打包,在洗衣房集中清洗。

二、无菌技术操作

(一)手术室准备工作及要求

1.准备工作要点原则

准备工作要点原则包括:①整理仪容,包括刷手服、帽子和口罩;②剪短指甲，使指甲平整光滑；③除去手表及手部饰物。

2.刷手步骤

(1)刷手步骤：①用消毒液、流动水将双手和前臂清洗1遍；②取无菌手刷浇上消毒液，自指尖至上臂上1/3，用手刷毛刷面彻底无遗漏刷洗手指、指间、手掌、手背和手腕部，双手交替用时2分钟，用手刷海绵面无遗漏刷手臂，用时1分钟；③流动水冲洗手和手臂，从指尖到肘部，向一个方向移动冲洗，注意防止肘部水返流到手部；④流动水冲洗手刷，再用此刷按步骤②刷洗手及手臂2分钟，不再冲洗，将手刷弃入洗手池内；⑤手及前臂呈上举姿势，保持在胸腰段水平进入手术间；⑥刷手期间至戴手套后，若手及前臂被污染，应重新按以上步骤刷手。

(2)手术室擦手法：①一手从无菌手术衣上抓取一块擦手巾；②将擦手巾从抓取侧展开，分别以擦手巾两面擦干双手，两面不得交换；③按对角线方向对折擦手巾，下层长于上层，置于一侧手腕上，底边朝向肘部方向；④另一手抓住两底角，从腕向肘部交互转动擦拭，擦干手臂；⑤该手抓内侧底角，沿手臂外侧取下擦手巾；⑥保持底边及两底角不变，打开擦手巾，沿反面对角线方向对折，按步骤③④擦干另一侧。

3.自穿手术衣

自穿手术衣的方法：①抓取手术衣；②向后退，远离无菌台面，双手持衣领处，内面朝向自身，在与肩同齐水平打开手术衣；③将手伸入袖管，向前平举伸展手臂插进袖管。

4.自戴手套闭式技术

(1)原则：未戴手套的手不得触及无菌面及无菌物品。

(2)常规戴手套法：①一手捏住手套内面的反折部，提起手套；②戴右手时左手捏住手套内面的反折部，对准手套5指，插入右手；③戴左手时右手指插入左手套反折部的外面，托住手套，插入左手；④将双手反折部分向上翻，套扎住手术衣袖口。

(3)闭式自戴手套法：①双手保持在手术衣的袖口内，不得露出；②隔衣袖取出一只手套，与同侧手掌心相对，手指朝向身体肘关节方向置于袖上；③双手隔衣袖打开手套反折部，对准5指，翻起反折，套扎住手术衣袖口；④同法戴好另一只手套后，双手调整舒适。

(4)注意事项：①未戴手套的手不可触及手套外面；②已戴手套的手不可触及未戴手套的手；③手套的末端要严密地套扎住手术衣袖口。

5.术野皮肤消毒

术野皮肤消毒的注意点：①消毒前检查皮肤清洁情况。②消毒范围原则上以最终切口为中心向外 20 cm。③医师应遵循手术室刷手法刷手后方可实施消毒。④消毒顺序以手术切口为中心，由内向外、从上到下。若为感染伤口或肛门区消毒，则应由外向内；已接触消毒边缘的消毒垫不得返回中央涂擦。⑤医师按顺序消毒一遍后，应更换消毒钳及消毒垫后继续消毒。⑥使用后的消毒钳应放于指定位置，不可放回器械台。⑦若用碘酊消毒，碘酊待干后应用乙醇彻底脱碘 2 遍，避免遗漏，以防皮肤烧伤。

6.铺无菌巾

铺无菌巾的方法：①铺无菌巾应由穿戴好无菌手术衣和手套的器械护士和已刷手的手术医师共同完成；②第一层手术铺单应由医师刷手后完成，不需穿手术衣、戴手套；③第一层手术单应距离手术切口 2～3 cm，切口周围手术单不得少于 4 层，外围不少于 2 层；④第一层铺巾顺序遵循从较干净一侧—对侧—干净一侧—近侧的原则；⑤接取无菌单或手术巾时，应保持在胸腰段，消毒医师的手不可触及器械护士的手套，铺放前不得接触非无菌物体；⑥铺巾时必须对准手术部位，无菌巾一旦放下，便不得移动，必须移动时，只能由内向外；⑦第二层以后的铺单应由器械护士和穿手术衣、戴手套的医师共同完成；⑧消毒医师需重新消毒手臂一遍后，方可穿手术衣。

7.无菌持物钳的使用

使用无菌持物钳的注意点：①保持无菌持物钳的无菌，用后及时放回容器内；②不可碰容器的边缘；③若到远处拿取物品时，应连同容器一起搬走；④无菌持物钳每 4 小时更换 1 次。

8.术中无菌技术

术中无菌技术的要求：①手术台面以下视为污染；②作为无菌台面的无菌包内第二层用无菌持物钳打开；③器械从胸前传递不可从医师头上或身后传递；④无菌物品一经取出，即使未使用，也不能再放回无菌容器内，必须重新消毒；⑤无菌巾被无菌液体浸湿，应立即原位加铺 4 层以上小手巾或更换，发现手套破损，立即更换；⑥手术人员更换位置，先由一人双手放于胸前，与交换者采用背靠背形式交换；⑦口罩潮湿要及时更换，手术人员打喷嚏或咳嗽应将头转离无菌区。

(二)护士基本技术操作

1.各种手术的基础包和敷料

基础包包括眼科包、耳科包、整形包、开台包。敷料包包括软垫、显纱、骨纱、棉片、纱鱼,其他还有棉垫、整形纱、线头。

2.常用外科器械

(1)手术刀:刀片有22#、20#、10#、15#、11#,4号刀柄安装20#~22#刀片,3号和7号刀柄安装的刀片相同(10#、15#、11#)。

(2)手术剪:分为组织剪和线剪。

(3)手术镊:分为平镊、尖镊、齿镊。

(4)缝合的针线:缝针分为角针和圆针,缝线分为可吸收线和不可吸收线。

(5)血管钳:有直弯、长短、全齿和半齿之分。

(6)针持:用来夹持缝针,根据组织的深度来决定针持的长短。

(7)其他特殊器械:根据手术部位有不同的特殊器械,如用于夹闭肠腔而不损伤肠黏膜的肠钳,用于夹持肺叶的肺钳以及骨科常用的牵开器及咬骨钳等。

(8)拉钩:用于显露术野,根据手术部位、深浅来决定拉钩的形状、深浅和大小。

(9)吸引器头:通过吸引器管连于负压吸引器瓶上,用于及时吸出术野内出血及体液,以便暴露术野。

术后器械处理:清洗(90 ℃的压力锅清洗1分钟)—烤干(90 ℃,15分钟)—涂液状石蜡(涂在器械的关节部位)—高压蒸锅灭菌(132 ℃,7分钟)。

3.基础操作

(1)安取刀片宜用针持夹持,避免割伤手指。

(2)穿线引针法要求做到3个1/3,即缝线的返回线占总线长的1/3;缝针被夹持在针尾的后1/3处,并稍向外上;持针器开口前端的1/3夹持缝线,传递时,用环指、小指将缝线夹住或将缝线绕到手背,使术者接线时不致抓住缝线受影响。

(3)血管钳带线法:血管钳尖部夹线头约2 mm。

(4)手术台准备:①选择宽敞的区域打开开台包,检查胶带灭菌是否合格,是否在有效期内。②徒手打开外层包布,先对侧、后近侧,用无菌持物钳开内层包布。打开后先检查灭菌标记。③弯盘放到开台包的左侧,碗按大、中、小依次摆开,放在开台包左上方,便于倒盐水和消毒液。④向台面上打手术用物,手套、吸引器管等用持物钳夹持，缝针和线直接打到台上，注意无菌操作，倒盐水时先冲洗瓶口，距离碗上 20 cm。⑤器械和敷料打开时，除了常规检查外，两层包布都用手打，但要注意手一定要捏角打开，打开后同样检查灭菌标记。⑥刷手穿衣后，原位清点纱布纱垫，整理台面，清点器械，备好消毒物品。右手边铺一块 1/2 打开的小手巾，上层 S 状掀开，作为一个相对污染区，放手术用过的器械。

4.常用的手术体位

常用的手术体位包括①水平仰卧位：适用于腹部、下肢、正中开胸的手术；②仰卧位（颈伸位）：适用于甲状腺、腭裂修补等手术；③上肢外展仰卧位：适用于乳腺、上肢手术；④侧卧位：适用于肺、食管、侧胸壁、肾的手术；⑤膀胱截石位：适用于膀胱手术、阴道手术、经阴道子宫切除术及直肠的手术；⑥俯卧位：适用于颈椎、腰椎的手术；⑦头低脚高位：常用于妇科腹腔镜；⑧头高脚低位：适用于腹腔镜胆囊等手术。

5.安置手术体位的注意事项

安置手术体位的注意事项：①避免受压部位损伤，神经、肌肉、骨突处应垫棉垫加以保护；②使用约束带时，不要过紧，以一手的厚度为宜；③固定时应注意肢体不可过度外展及出现其他不当压力。托垫要稳妥，不能悬空；④避免眼部受压，并涂眼药膏保护；⑤俯卧位时，注意保护面部、腹部、会阴部及手臂关节处避免受压，保持呼吸通畅。

第三节 手术室基本技术

一、铺无菌巾

（一）用物准备

手术器械桌、无菌器械包、敷料包等。

（二）操作步骤

（1）将手术器械包、敷料包放于器械桌面上，打包前查看名称、灭菌日期、是否开启、干燥，解开系带挽结，按折叠顺序依次打开第一层包皮（双层无菌巾），注意只能接触包皮的外面，保持手臂不跨越无菌区。

(2)用无菌持物钳打开第二层包皮，先对侧后近侧。

(3)器械护士刷手、穿无菌手术衣、戴无菌手套后，将器械包放于器械桌中央并打开。铺无菌大单，先铺近侧，后铺对侧，桌巾下垂桌缘下 30 cm 以上，周围距离要均匀。铺在台面上的无菌巾需 4～6 层。

(4)器械护士将器械按使用先后次序及类别排列整齐，放于无菌桌上。

(三)注意事项

(1)未穿无菌手术衣及戴无菌手套者，手不得越过无菌区及接触包内的一切物品。

(2)若用无菌钳铺置无菌桌，应注意手臂禁止越过无菌区操作。

(3)若为备用的无菌桌，应用双层无菌巾盖好，超过 4 小时不能再用。

(4)必须严格保持无菌要求，术中已经污染的器械或物品，不能再放回原处，如术中接触胃肠等污染的器械应放置于弯盘等容器内，勿与其他器械接触。

(5)无菌桌上的物品一旦被污染，立即更换。

二、空气熏蒸或喷雾消毒法

(一)用物及环境准备

过氧乙酸、蒸馏水、量杯、加热蒸发器一套(包括酒精灯、治疗碗、支架、火柴)、高效空气消毒剂、喷雾器；关闭门窗，人员离开房间。

(二)操作步骤

(1)过氧乙酸熏蒸法将过氧乙酸稀释成 0.5%～1%水溶液，加热蒸发，在 60%～80%相对湿度、室温下，过氧乙酸用量按 1 g/m³ 计算，熏蒸时间 2 小时。

(2)使用空气消毒剂喷雾法时，消毒剂用量按 3 mL/m³ 计算，由上至下、左右中间循环喷雾，密闭作用 30～60 分钟。

(三)注意事项

(1)所用消毒剂必须有卫生许可证且在有效期内。

(2)消毒时人员离开房间。

(3)操作者应注意个人防护，戴手套、口罩和防护眼镜。

三、紫外线空气消毒

(一)用物及环境准备

紫外线消毒灯、记录本、笔；房间清洁后关闭门窗，人员离开。紫外线消毒的适宜温度是 20～40 ℃，湿度 50%～70%。

（二）操作步骤

（1）打开电源，观察灯管照射情况。

（2）记录照射时间并签名，计时应从灯亮后 7 分钟开始。

（3）消毒完毕，关闭电源。

（4）由专人负责统计灯管照射累计时间。

（三）注意事项

（1）紫外线灯管应保持清洁，每两周用 75%乙醇棉球擦拭 1 次。手术间保持清洁干燥，减少尘埃和水雾，温度低于 20 ℃或高于 40 ℃，相对湿度＞80%时应适当延长照射时间。

（2）定时监测紫外线照射强度。

（3）室内安装紫外线消毒灯的数量为平均每立方米不少于 15 W，照射时间不少于 30 分钟。

四、电动气压止血带的使用

（一）用物准备

电动气压止血仪、纱布垫、绷带、气囊止血带。

（二）操作步骤

（1）首先检查气囊止血带是否漏气，电动气压止血仪性能是否良好。

（2）将纱布垫围在患者手术部位上端，再将气囊止血带缠在纱布垫外，用绷带加固，松紧适度，以防损伤神经肌肉。

（3）气囊止血带的位置应距手术野 10～15 cm，以利于无菌操作。

（4）连接气囊止血带橡皮胶管与电动止血仪，连接电源。

（5）抬高患肢驱血，打开电动气压止血仪电源开关，旋转充气按钮缓慢充气，达到手术需要的压力。

（6）记录时间及压力。

（7）手术完毕，旋转充气按钮缓慢放气，取下气囊止血带，保持清洁，整理用物。

（三）注意事项

（1）保护皮肤的纱布垫要平整、舒适，以免损伤皮肤和神经。

（2）准确记录电动气压止血仪使用时间，一般不超过 1 小时，如需继续使用，可放气 5～10 分钟后再次充气使用，以免时间过长引起组织缺血坏死。

(3)准确掌握气压止血带的压力，及时调整。

(4)气压止血带应缓慢放气，压力降至一半时停留 1～2 分钟再逐渐全部放完，如果双下肢同时应用气压止血带，应先放一侧肢体，观察 5 分钟后再放另一侧肢体，以防血压下降。

第四节　手术室专业知识

一、全身麻醉

全身麻醉分为吸入性全麻、静脉全麻、吸入合并静脉的复合性全麻。其中最为常用的为吸入性麻醉，静脉麻醉一般用于手术时间短及术中需要患者清醒一段时间的手术。

(一)吸入性全麻

吸入性全麻的方法：①麻醉前一般给予患者镇痛镇静药物，同时给予患者氧气；②根据患者情况给予抑制腺体分泌的药物；③给予吸入性麻醉药物；④在患者麻醉后给予肌松药；⑤给患者气管插管；⑥术中患者持续吸入笑气，至手术结束。

(二)静脉全麻

静脉全麻的方法：①手术开始前先不给予麻醉药物，给予患者吸氧，同时也会给一些镇静镇痛药；②在手术开始切皮前，给予患者静脉全麻的药物丙泊酚；③手术结束前，停止给药。

(三)复合性麻醉

两种麻醉共同使用，麻醉需要有一定的诱导期。护士应做到：①根据麻醉方式，给患者心理支持和帮助，减轻患者恐惧感；②建立静脉通路，同时连接三通，便于静脉给药；③备好固定气管插管的胶条，协助麻醉医师固定。

二、局部麻醉

主要分为局部浸润麻醉、神经区域阻滞、硬膜外麻醉、腰麻、腰硬联合麻醉。此处讲硬膜外麻醉配合。

(1)患者侧卧屈膝位呈虾米状，头尽量压低靠近胸部，膝盖尽量贴近腹部，将腰部弓出。

(2)遵守无菌原则,在托盘上打开一次性硬膜外麻醉包。

(3)用无菌持物钳将一次性小手巾及敷料夹开,充分暴露倒碘酒及生理盐水的凹槽,并倒入相应的位置。

(4)消毒时给医师倒酒精脱碘。

(5)准备硬膜外麻醉合剂,2%利多卡因溶液 20 mL、1%丁卡因溶液 10 mL、0.1%盐酸肾上腺素溶液 5 滴,并配合医师抽吸药液。注意:医师习惯不同,采用合剂也不完全相同,而且血压高的患者一般不用肾上腺素。如果医师不用合剂做局部麻醉药物,还要另外准备 2 mg/mL 的普鲁卡因两支。医师抽吸药物时注意应将药物名称朝向医师再次核对。

(6)穿刺过程中,护士应保护于患者前侧,双手分别放于患者头颈部及膝盖部,维持患者体位,防止其抽动身体,同时安慰患者,给予其心理支持。

(7)在穿刺成功后,协助医师固定硬膜外管。然后收拾用物。

第五节 手术室常见手术配合

一、胆囊切除术手术配合

(一)特殊用物准备

扁桃体血管钳、长剪刀、直角钳等。

(二)手术配合

(1)常规消毒皮肤,铺巾。取右上腹直肌切口或右肋缘下斜切口,切开皮肤,皮下组织,用直血管钳止血。

(2)按切口方向切开腹直肌前鞘及腹外斜肌,分离腹直肌的内外侧缘,依切口方向将其切断。分离腹内斜肌及腹横肌,切开腹直肌后鞘及腹膜,显露胆囊。

(3)探查后,用盐水纱垫保护切口,用深部拉钩和蒂氏拉钩显露肝外胆道和十二指肠韧带,进一步探查肝和胆囊。

(4)用盐水纱垫隔开周围脏器组织,用艾力斯钳夹住胆囊底部向上牵引,切开胆囊管前面的腹膜,推开周围的疏松组织,显露胆囊管及其相连的胆总管及肝总管。

(5)分离胆囊管，用直角钳从其后方引过一根4号线，将胆囊管提起，分离胆囊动脉并结扎。

(6)游离胆囊，切开胆囊边缘浆膜，用组织剪、电烧将胆囊从胆囊床上剥下，出血点中线结扎。切断胆囊管，近端再结扎1次。

(7)用小圆针中线缝合胆囊床两侧腹膜，彻底止血。

(8)清点用物，关闭腹腔，常规逐层缝合，伤口覆盖纱布包扎。

二、胃大部切除术手术配合

(一)特殊用物准备

3-0可吸收缝线、吻合器、荷包钳及荷包线。

(二)手术配合

(1)常规消毒铺巾，取上腹部正中切口，常规进入腹腔，探查病变部位，决定手术方式。

(2)用深拉钩显露手术野，分离大小网膜，游离胃大弯，将胃提起，在大弯稍左处选出一无血管区，剪开胃结肠韧带，切断并结扎胃网膜血管通往胃壁的各分支。

(3)沿大弯向左游离至胃网膜左血管邻近无血管区的最后1或2个分支，再向右切断并结扎胃网膜右血管各分支，直至幽门部。用剪刀将右侧胃后壁与横结肠系膜、胰腺之间及胃结肠韧带与横结肠系膜之间的粘连分开。

(4)将胃向上翻开，切断并结扎走向胃幽门部的各分支。

(5)游离胃小弯，剪开肝胃韧带，结扎胃右动脉，将胃翻向左侧，游离胃小弯及胰腺之间的粘连。

(6)分离十二指肠球部，切断并结扎胃十二指肠动脉的分支，用两把直可可钳在近幽门处夹住十二指肠，并在两钳间切断，络合碘消毒残端，胃残端用纱垫包裹。

(7)将胃向下方牵引，向左切断肝胃韧带，结扎胃左动脉，清除胃小弯的脂肪约2 cm，以利缝合。

(8)在预定切除胃大弯侧夹两把直可可钳，小弯侧夹1把直可可钳并用闭合器闭合，两钳间将胃切除，移去标本，络合碘消毒残端，小弯侧闭合的残端1号线缝合浆肌层。

(9)胃肠道重建。将十二指肠残端用荷包钳及荷包线缝制荷包，将涂有络合碘的吻合器伞形头置入并收紧荷包线，放开胃残端，吸净胃内容物，络合碘消毒，并用吻合器将胃后壁与十二指肠残端吻合，将大弯侧残端用闭合器闭合，并用1号线将肌层缝合。

(10)用1号线缝闭后腹膜与肠系膜的空隙。

(11)冲洗伤口，止血，清点用物，常规关闭腹腔。

三、右半结肠切除术手术配合

(一)特殊用物准备

3-0可吸收缝线、吻合器、引流管。

(二)手术配合

(1)常规消毒铺巾，取右上腹直肌切口，切开腹膜，探查病变。

(2)腹腔牵开器显露腹腔，剪开升结肠后外侧的后腹膜，分离结缔组织，向下剪开升结肠后及末端回肠系膜下的腹膜，向上剪开肝结肠韧带，游离右半结肠。

(3)分离回盲系膜血管、升结肠血管，结扎中结肠动脉、静脉及右结肠动静脉。

(4)在末段回肠的近端夹肠钳，下夹直可可钳，切除回肠末端、盲肠、升结肠及右半横结肠。

(5)回肠、横结肠端端吻合，以小圆针细线做间断缝合，3-0可吸收缝线缝合全层，或用吻合器做功能性对端吻合。

(6)冲洗腹腔，仔细止血，放置引流管，清点物品后常规关闭腹腔。

四、肝切除术手术配合

(一)特殊用物准备

肝针、粗引流管、超声刀、氩气刀、肝拉钩、血管阻断钳。

(二)手术配合

(1)常规消毒铺巾，做右肋缘下斜切口或右上腹直肌或正中切口，切口上端至剑突左侧，常规进入腹腔。

(2)保护周围组织，用深拉钩充分显露，进行腹腔内探查。

(3)游离肝。用肝拉钩显露手术野，分离肝周围韧带，用扁桃体血管钳和组织剪依次分离切断肝圆韧带、镰状韧带、冠状韧带、三角韧带和肝胃韧带，中线缝扎或7号线结扎。切缘的预计可通过扪诊和用电灼画出界线。也可同时行胆囊切除。

(4)显露肝门。分离肝、十二指肠韧带上段,分离肝动脉、肝管及门静脉分支,用阻断套管和长气门芯环绕肝门并钳夹气门芯两端准备阻断。用扁桃体血管钳和直角钳先分离和夹住动脉和肝管,切断动脉,近端用 7 号线结扎,切断肝管后用 7 号线缝扎,门静脉分支用 7 号线结扎切断。

(5)结扎肝静脉。分离冠状韧带内侧,显露肝上的腔静脉,用肝针或 7 号线缝扎肝静脉主干。

(6)沿下腔静脉左缘与胆囊右缘的平面用 CUSA 离断肝,先切开肝包膜,逐步离断肝实质,遇有血管和肝管分支时用蚊式血管钳夹住切断,1 号线结扎或缝扎。

(7)肝断面止血。肝针或 7 号线做褥式缝合,并用氩气刀烧灼肝断面,以大网膜缝合覆盖在肝断面上,左膈下放置粗引流管于切口旁引出。

(8)仔细止血,清点用物,常规关闭腹腔。

五、腹股沟斜疝修补术手术配合

(一)特殊用物准备

布带子、疝补片。

(二)手术配合

(1)常规消毒皮肤,铺巾,自腹股沟韧带中点上方 2 cm 处至耻骨结节做一与腹股沟韧带相平行的切口,切开皮肤、皮下组织,直血管钳止血。

(2)保护切口,铺皮垫,用巾钳固定。甲状腺拉钩牵开显露腹外斜肌腱膜及外环。

(3)用弯血管钳或手指将皮下脂肪组织及筋膜从腹外斜肌腱膜上推开,内达腹直肌前鞘,外至腹股沟韧带。

(4)在外环的外上方切开腹外斜肌腱膜,用弯血管钳在腱膜下潜行分离,剪开腱膜,显露并分离髂腹股沟神经及髂腹下神经。用弯血管钳提起腱膜,在深面分离,内达腹内斜肌与联合肌腱,外至腹股沟韧带。

(5)沿纤维方向切开提睾肌,显露精索及疝囊,疝囊一般在精索的内前方。如果疝囊小,就不用切开疝囊;如果疝囊大且进入阴囊,则自精索中部横断疝囊,远端旷置,近端向上钝性剥离达内环口。小疝囊向内翻转推至腹腔内,大疝囊断端 4 号线缝扎后推至腹腔内,然后将伞状填充物放入内环口,伞端用 4 号线固定于内环边缘和附近的腹横筋膜上。提起精索将疝补片平铺于精索深层,疝补片预留缺口包绕精索间断缝合缺口,修剪疝补片,用 4 号线将疝补片固定于联合肌腱和腹股沟韧带上，还纳精索间断缝合提睾肌。止血，还纳髂腹下和髂腹股沟神经于精索浅层，间断缝合腹外斜肌腱膜达外环口。

(6)缝合皮下、皮肤。

六、阑尾切除术手术配合

(一)特殊用物准备

麻头吸引器、石炭酸、棉棍。

(二)手术配合

(1)常规消毒，铺巾。取右下腹麦氏切口，切开皮肤，皮下组织，保护皮肤切口铺护皮垫。

(2)切开腹外斜肌腱膜，切开肌膜，甲状腺拉钩牵开肌层。

(3)切开腹膜，直钳将腹膜固定在皮垫上。

(4)用长平镊、卵圆钳找出阑尾，用艾力斯钳提起阑尾，依次切断阑尾系膜，中线结扎，用小圆针中线在阑尾根部做荷包缝合，阑尾根部用7号线结扎。手术刀涂以石炭酸切除阑尾，分别用石炭酸、乙醇、盐水棉棍擦拭阑尾残端。将阑尾残端埋入直肠，扎紧荷包线，做褥式缝合。

(5)检查腹腔有无出血，清点物品，关闭腹腔。

(6)更换干净的器械，逐层缝合。

七、乳癌改良根治术手术配合

(一)特殊用物准备

棉垫、线头、引流管×2、头皮针×2。

(二)手术配合

(1)常规消毒铺巾，做一梭形切口，切皮后用大巾钳依次夹住皮肤边缘，大刀向两侧潜行分离，干纱垫止血。

(2)显露遮盖腋窝的胸锁筋膜，剪开并清除腋窝的淋巴组织，干纱垫止血。

(3)切除乳腺组织，止血，放置引流管，做减张缝合。

(4)纱布、棉垫、线头覆盖伤口，弹力绷带包扎。

八、甲状腺次全切除术手术配合

(一)特殊用物

3-0Dexon(可吸收缝线)、皮片引流、显纱、布带子、扣线。

(二)手术配合

(1)常规消毒铺巾,在胸骨切迹上两横指沿颈部皮肤横纹作弧形切口。依次切开皮肤、皮下组织、颈阔肌,出血点直钳钳夹,电凝止血。

(2)分离皮瓣。上至甲状软骨,下至胸骨颈静脉切迹,两侧达胸锁乳突肌缘,弯钳电凝止血。两块干纱垫保护切口。

(3)牵引颈阔肌。直钳钳夹上侧颈阔肌边缘,并用布带子及艾力斯钳将其固定在头部托盘上。

(4)用电刀沿颈白线正中切开颈阔筋膜,上下扩大颈白线切口。

(5)切断颈前肌群。出血点用中线结扎或缝扎。

(6)由上级至下级游离甲状腺组织。小圆针中线缝扎甲状腺作牵引,弯钳、组织剪分离甲状腺组织,小直角钳分离甲状腺上、下动静脉,7 号线结扎并切断,远端中线结扎,近端中线缝扎。

(7)切断甲状腺峡部,用中线或 7 号线结扎。

(8)切除甲状腺弯钳数把钳夹甲状腺四周,并切除甲状腺体,细线结扎,3-0 可吸收线缝合包埋腺体残端,止血。

(9)同法切除另一侧甲状腺。

(10)冲洗切口,清点物品。

(11)中线缝合甲状腺前肌群,并放置皮片引流。

(12)细线或 0 号线缝合颈阔肌和皮下组织,并清点物品。

(13)扣线缝合皮肤。切口覆盖纱布及棉垫并加压包扎。

九、大隐静脉高位结扎剥脱术手术配合

(一)特殊用物

大隐静脉剥脱器、绷带、显纱、棉垫、弹力绷带。

(二)手术配合

(1)常规消毒铺巾,于卵圆窝处做一平行于腹股沟韧带的斜切口。

(2)切开皮肤及皮下组织,于卵圆窝内下缘找到大隐静脉主干,分离、中线结扎其分支并切断。

(3)7 号线结扎并切断大隐静脉,近端中线缝扎,远端插入大隐静脉剥脱器至膝下,并于该部位做一小切口,用 7 号线将远端静脉与大隐静脉剥脱器绑扎后切断。

(4)拔出大隐静脉剥脱器,同时抽出大隐静脉,干纱垫压迫止血。

(5)膝部以下静脉需剥脱时,将大隐静脉剥脱器从膝部静脉插入,将曲张静脉全部抽出。

(6)冲洗切口,清点物品,缝合筋膜。

(7)细线缝合皮下组织及皮肤。

(8)切口覆盖纱布及棉垫,弹力绷带加压包扎。

十、腹腔镜胆囊切除术手术配合

(一)特殊用物

腹腔镜器械、冲水管、钛夹。

(二)手术配合

(1)常规络合碘消毒皮肤,铺无菌巾。

(2)在脐部刺入气腹针并注入 CO_2 气体建立气腹,插入电视镜头。

(3)在剑突部、右肋缘下穿刺,置入 Trocar(穿刺套管锥),经腹腔镜直视做腹腔探查和胆囊切除术。

(4)分离胆囊管、胆囊血管,用钛夹夹闭并切断。将胆囊从肝床分离,彻底止血,并探查胆总管。

(5)取出胆囊,冲洗腹腔,清点用物,关闭切口。

十一、经腹腔镜乙状结肠癌根治术手术配合

(一)特殊用物

腹腔镜器械、吻合器、闭合器、超声刀、钉仓、钉仓钳、荷包钳等。

(二)手术配合

(1)开腹后,置入摄像头,观察腹腔和盆腔情况,是否适合腹腔镜手术。

(2)用超声刀分离乙状结肠和侧腹壁。此过程中同时解剖出左侧输尿管,并注意保护。

(3)剪开乙状结肠系膜前叶并与左侧术野会合后,用超声刀继续向上解剖,直至肠系膜下动脉根部。

(4)向下游离直肠,于拟切断肠管的位置用超声刀游离肠管周围的系膜和脂肪组织,从①号孔内置入钉仓,夹住肠管,切断盲肠。

(5)于脐与耻骨联合水平之间行左下腹 3~4 cm 的腹直肌旁切口,逐层进入腹腔,用直桶型的无菌塑料袋保护切口,将近段结肠提出腹壁外。于腹壁外修剪

乙状结肠系膜，并切除、移走病变肠段。荷包钳夹住结肠近断端，荷包线缝合结肠断端，并于其中置入吻合器的钉砧头，收紧荷包线并打结。将其放回腹腔内，缝合左下腹切口的腹膜及后鞘，重新气腹。

(6)助手经患者肛门放入吻合器，腹腔内直视下旋出钻钉，主刀用胆囊抓钳将钉仓与钻钉对合，扣动扳机吻合，确认吻合口无张力后，放置引流管，分别置入吻合口的前后方。

(7)冲洗腹腔，清点纱布器械无误后，分层缝合。

十二、肾切除术手术配合

(一)特殊用物

肾蒂钳、开胸去肋器械。

(二)手术配合

(1)常规消毒皮肤，铺无菌单。取腰部切口，探查肾。

(2)用纱垫推开腹膜，打开肾周筋膜，用一深直角拉钩将其牵向内侧再用手分离肾蒂脂肪组织，以充分显露肾蒂。

(3)手指钝性分离肾周围脂肪及粘连处，出血点用中线结扎，直至显露肾动静脉，应先处理肾动脉，找到输尿管，用扁桃体钳夹住，待肾蒂处理完后再切断。

(4)肾及上段输尿管全部分离清楚，用 3 把肾蒂钳夹住肾血管，两把位于近端，1 把位于远端，用手术刀在肾蒂间切断，用 7 号线结扎肾蒂残端，再用 7 号线缝扎。

(5)切下的肾用纱垫包好，此时只有输尿管与其相连，沿输尿管向膀胱方向分离，用两把血管钳夹住，周围以湿纱垫保护、切断。将离体肾放入弯盘内，输尿管残端用中线双重结扎，缝合。

(6)清点物品，冲洗伤口逐层缝合，盖无菌纱布。

十三、前列腺摘除术手术配合

(一)特殊用物

热盐水纱垫。

(二)手术配合

(1)常规消毒铺单，取下腹部正中切口。

(2)用盐水纱布将腹膜反折向上推，显露膀胱，用艾力斯钳提起膀胱从中间切开吸尽尿液。

(3)用组织剪扩大膀胱切口，手指由膀胱插入直至前列腺内，在前列腺体及包膜间作钝性分离。

(4)助手将手指伸入肛门内,向前上顶起前列腺,术者剥离腺体将前列腺摘除的腺体应仔细察看是否完整,如有残缺遗留部分未摘除应进一步摘除干净。

(5)用热盐水纱垫压迫前列腺窝,暂时止血,用3-0可吸收缝线将膀胱做荷包缝合止血,缝线应穿过前列腺包膜及膀胱壁肌层和黏膜层。

(6)放置尿管冲洗伤口,清点用物缝合伤口。

十四、腹腔镜下肾上腺切除术手术配合

(一)特殊用物

20 mL空针、粗引流管、中粗引流管、三通、无菌引流袋、18#(16#)尿管各1根,手套多备一副(用来作水囊),超声刀、1 000 mL/袋生理盐水、体位垫。

(二)手术配合

(1)腹腔镜的手术在进Trocar前需要通过水囊将皮下组织撑开,以免进Trocar时造成损伤。

(2)铺巾。先在胸腰段两侧各铺一小手巾,再以切口为中心铺4块小手巾,然后铺腹单。在铺腹单完成后,将平车放于与床同一水平线上,并用1块大手巾将平车与手术床连接。

(3)连接腹腔镜镜头、冷光源线、单极线、二氧化碳通气管、超声刀等。

(4)尖刀自脐与髂前上棘连线与腋前线交点处做第一个切口,依次切开皮肤、皮下、肌层,用弯钳分离筋膜,并把打水囊的一套用物递与医师。

(5)气腹建立后,由于切口大漏气,用皮针7号丝线缝两针到切口直径大约为1.5 cm后,置入10 mm套管针,建立人工CO_2气腹,压力为13～15 mmHg,引入摄像头。

(6)在腹腔镜监视下,于术侧锁骨中线肋缘下约1 cm及7 cm处分别穿刺置入5 mm、10 mm套管针作为第2、3穿刺孔,分别引入器械,腋中线肋缘下建立第4穿刺孔。横行切开侧后腹膜及肾上腺筋膜,提起肾周筋膜并行钝性分离。自第4穿刺孔引入一钝性器械,牵开肝脾以暴露肾上腺。

(7)提起肾上腺内侧面,仔细分离肾上腺门区,显露肾上腺上、下动脉并用超声刀切断,分离肾上腺中央静脉,置双肽夹闭后切断。右肾上腺静脉较短,只有1 cm,可置1个钛夹。然后用超声刀于近端切断,仔细止血并检查脾、胰、结肠有无损伤,冲洗和清理手术区。

(8)用无菌橡胶手套剪掉手指后用7号丝线结扎成兜状,把标本经第2穿刺

孔从腹腔中取出。

(9)肾上腺窝放置粗引流管，经腋后线套管引出，缝合切口。

十五、全子宫切除术手术配合

(一)特殊用物

双爪钳、有齿血管钳、酒精纱布半块、可吸收缝线。

(二)手术配合

(1)常规铺巾，探查盆腔。

(2)分离子宫两侧圆韧带、阔韧带、主韧带、宫骶韧带，并用胖圆针7号丝线缝扎或结扎。

(3)切断宫颈阴道穹隆处，将半块酒精纱布放入阴道残端内，用可吸收缝线封闭残端。

(4)常规关闭伤口，取出阴道内纱布。

十六、卵巢癌细胞减灭术手术配合

(一)特殊用物

深部手术器械1套。

(二)手术配合

(1)常规铺巾，探查腹腔。

(2)按全子宫切除术切除子宫。

(3)切除大网膜，4号线结扎，清扫腹腔各淋巴结，用1号线结扎。

(4)按常规方法切除阑尾。

(5)放置引流管，常规关闭腹腔。

十七、卵巢囊肿剔除术手术配合

(一)特殊用物

0号可吸收缝线，3-0可吸收缝线，弯有齿血管钳。

(二)手术配合

(1)常规消毒铺巾，铺护皮膜及无菌单，探查腹腔。

(2)将囊肿拉出腹腔，用10号刀片在囊肿上划一小口，蚊式钳血管夹住小口边缘，用纱布钝性分离并取出囊肿，3-0可吸收缝线缝合切口。

(3)探查对侧卵巢。

(4)清点用物,常规关闭腹腔,覆盖伤口。

十八、阴式子宫切除及阴道前后壁修补术手术配合

(一)特殊用物

重锤、阴道拉钩、窥具、海绵钳、宫颈钳。

(二)手术配合

(1)消毒会阴和阴道:第1块络合碘海绵消毒会阴部皮肤,第2块络合碘海绵刷洗阴道。

(2)三角针1号线将小阴唇缝于小手巾上,螺旋拉钩拉开阴道后壁,艾力斯钳夹住宫颈向外牵引,金属导尿管排尿并测定膀胱底部位置。

(3)游离膀胱腹膜反折并做标记:用20号刀片在膀胱子宫颈交界下方的阴道膜上做一横切口。环形延长后分离阴道黏膜,将膀胱向上推开,暴露膀胱宫颈韧带并剪开,7号线结扎。拉钩牵开可见膀胱腹膜反折,用弯血管钳提起腹膜,用剪刀剪一小口,向两侧延长。在腹膜中点用小圆针1号线缝1针,蚊式血管钳固定末端,剪开后穹隆进入子宫直肠陷窝,在腹膜处剪小口延长并缝1针固定。

(4)切开双侧宫骶韧带及主韧带:用双爪钳夹主宫颈作牵引,暴露宫骶韧带后用妇科有齿血管钳或弯血管钳夹住切断,小胖针7号线缝扎,4号线加固,主韧带处理同上。

(5)分离并切断双侧子宫动脉和静脉、圆韧带、卵巢固有韧带,切下子宫,并以0号可吸收缝线缝合残端。

(6)修补前壁:在阴道前壁用手术刀做三角形切口,用剪刀和盐水小纱布将阴道黏膜剥离。用4号刀柄20号刀片背面分离膀胱表层及筋膜,并剪去多余的阴道黏膜,再用3-0可吸收缝线缝合阴道黏膜。

(7)关闭后腹膜:小圆针1号线将阴道前壁及前壁腹膜与韧带残端做荷包状缝合,使韧带残端固定于腹膜两侧。呈两个半环状,在中间放置T形管引流。

(8)修补后壁:在后壁及皮肤交界处切口,用剪刀及纱布将阴道后壁向上做钝性分离,再用3-0可吸收缝线缝合后壁,三角针1号线缝合会阴部皮肤。

(9)油纱卷填塞阴道,压迫止血,置尿管。

十九、腹腔镜卵巢囊肿剔除术手术配合

(一)特殊用物

妇科腔镜器械。

(二)手术配合

(1)消毒腹部、会阴和阴道。第 1 块络合碘海绵消毒会阴部皮肤,第 2 块络合碘海绵刷洗阴道,更换卵圆钳及消毒垫,用碘酒、酒精消毒腹部皮肤。

(2)导尿,消毒宫颈,上举宫器。

(3)用 11 号刀片切开脐部皮肤,大巾钳夹提起脐周皮肤,气腹针脐部穿刺,人工气腹。左下腹、右下腹、脐部 3 个小切口分别放置 3 个打孔器。

(4)切开卵巢囊肿表面包膜、囊皮,吸净内容液体。剥离卵巢囊肿之囊壁,取出囊壁及内容物,卵巢剥离面电凝止血,冲洗。

(5)缝合腹部切口。

第六章 内科常见病护理

第一节 慢性肺源性心脏病护理

慢性肺源性心脏病简称肺心病，是由支气管-肺组织、肺血管或胸廓的慢性病变引起肺组织结构和(或)功能异常，导致肺血管阻力增加，肺动脉压力增高，使右心室扩张和(或)肥厚，伴或不伴右心功能衰竭的心脏病。40岁以上发病多见，随年龄增长患病率增高，好发于冬春季。引起肺心病的因素以慢性阻塞性肺疾病多见，占80%～90%，其次有支气管哮喘、支气管扩张、重症肺结核等气管和肺部疾病。

一、护理措施

(一)休息与活动

心肺功能失代偿期应绝对卧床休息，可选择舒适的坐位或半坐位，减轻心脏的负荷，有利于心脏功能的恢复、缓解症状。卧床期间指导患者在床上进行缓慢、重复的肌肉松弛活动，如腓肠肌的收缩与放松。缓解期应鼓励患者进行适当的腹式呼吸、缩唇呼吸等呼吸功能锻炼。对有肺性脑病先兆者，用床挡或其他器械约束肢体，必要时专人护理。

(二)饮食护理

给予高纤维素、易消化、不产气、清淡的饮食，若患者有明显水肿、腹腔积液或少尿，应限制钠水摄入，钠盐<3 g/d，水<1 500 mL/d，增加蛋白质的摄入，碳水化合物控制在总热量的60%以下，尽量少食多餐，输液时应根据病情控制输液量和速度。

(三)病情观察

观察呼吸的频率、节律;观察患者有无发绀,是否烦躁、失眠甚至出现定向障碍;监测血气分析,尤其是 PaO_2 和 $PaCO_2$;监测血压、心率、尿量,记录24小时出入量、电解质检查结果,有心力衰竭者应了解体重、皮肤水肿和盐的摄入情况。

(四)吸氧护理

根据缺氧和二氧化碳潴留的程度不同,合理用氧,一般予持续低流量、低浓度吸氧,氧浓度一般在25%~35%,流量1~2 L/min,监测氧疗效果。

(五)保持呼吸道通畅

鼓励神志清楚的患者深呼吸和有效咳嗽,体弱、长期患病者应定时更换体位、拍背排痰,神志不清者予以吸痰。

(六)用药护理

注意观察药物疗效和不良反应。

(1)对二氧化碳潴留严重、呼吸道分泌物多的患者慎用镇静药、麻醉药,如必须使用时,应注意观察是否有抑制呼吸和咳嗽反射的情况。

(2)肺心病患者对洋地黄类药物耐受性低,易出现中毒反应,用药前应注意纠正缺氧,防治低钾血症。

(3)利尿药应用后可出现低钾、低氯性碱中毒,痰液黏稠不易排出和血液浓缩,应注意预防。使用排钾利尿药时应遵医嘱补钾。利尿药尽可能安排在白天给药,避免因频繁排尿影响睡眠。

(4)使用抗生素时,注意观察感染是否得到控制,有无继发感染。

(5)对肺性脑病患者可遵医嘱使用呼吸兴奋药,应注意保持气道通畅,适当增加吸入氧浓度。

(七)健康指导

(1)改善环境卫生,避免烟雾、粉尘和刺激性气体对呼吸道的影响;劝导患者戒烟,必要时辅以有效的戒烟药。注意保暖,避免受凉,预防感冒的发生。

(2)加强营养,给予高蛋白、富含维生素的膳食,并保持口腔卫生。

(3)在缓解期,根据心、肺功能状况及体力适当进行体育锻炼,如散步、气功、太极拳、耐寒锻炼等,以提高机体的免疫功能和心、肺的储备能力。

(4)指导患者采取正确的姿势,以利于气体的交换和节省能量。如站立时,背靠墙,使膈肌和胸廓松弛,全身放松;坐位时凳高适宜,两足平放在地,身体稍向前倾，两手放在双腿上或趴在小桌上，桌上放软枕，使患者胸椎与腰椎尽可能在一条直线上；卧位时抬高床头，稍抬高床尾，使下肢关节轻度屈曲。

(5)避免劳累，注意休息，定期门诊随访。若患者出现呼吸困难加重，咳嗽、咳痰增多，呼吸不畅，水肿，尿少或神志淡漠，嗜睡或兴奋躁动，口唇发绀加重等，提示病情加重或变化，应立即就诊。

二、主要护理问题

(1)气体交换受损：与肺组织弹性减低、通气功能障碍有关。

(2)清理呼吸道无效：与气道感染、痰液多而黏稠、排痰不畅、无力咳嗽有关。

(3)活动无耐力：与缺氧、疲乏有关。

(4)体液过多：与心肌收缩力下降，心排血量减少导致水潴留有关。

(5)潜在并发症：呼吸衰竭、心力衰竭、肺性脑病、消化道出血、心律失常等。

(6)焦虑：与本病病程长、反复发作、迁延不愈有关。

(7)知识缺乏：与缺乏慢性肺源性心脏病的预防保健知识有关。

第二节 自发性气胸护理

自发性气胸是指因多种原因造成肺组织和脏胸膜破裂，或靠近肺表面的细微气肿泡破裂，肺和支气管内空气逸入胸膜腔。多见于男性青壮年或患有慢性支气管炎、肺气肿、肺结核者。本病属呼吸科急症之一，患者可有胸痛、气急、窒息感，严重者面色苍白、四肢冰冷、发绀、大汗淋漓、烦躁不安、血压下降等。严重者可危及生命，及时处理可治愈。

一、护理措施

(1)在舒适安静的环境下卧床休息，避免用力和屏气动作，保持大便通畅，2天以上未解大便应采取有效措施。患者应戒烟，并积极预防上呼吸道感染。

(2)平时注意补充营养，摄入充足的蛋白质、维生素，不挑食，不偏食，适当摄入粗纤维素食物，以增强机体抵抗力。

(3)观察患者的呼吸、脉搏、血压及面色变化，观察患者胸痛、咳嗽、呼吸困难的程度，及时与医师联系，采取相应措施。

(4)根据病情准备胸腔穿刺术、胸腔闭式引流术的物品及药物，并及时配合医师进行有关处理。胸腔闭式引流术后应观察创口有无出血、漏气、皮下气肿及胸痛情况，若伤口敷料有渗血、渗液应及时更换，避免感染。

(5)尽量避免咳嗽，必要时遵医嘱给予止咳剂。可给予胸痛剧烈患者相应的止痛剂。及早给予氧气吸入，遵医嘱合理氧疗。

(6)心理护理：大多数患者存在心理恐惧，护士要增强患者安全感，细心体贴、关怀周到。医务人员的医德和技术是患者获得安全感的基础。尽量避免消极暗示，使患者放松，感到舒适。

(7)健康指导：①生活规律，戒烟酒，多进食高蛋白、高热量、高纤维、低脂肪的食物，加强营养。②保持心情愉快、情绪稳定，进行适当的体育锻炼，避免剧烈运动，避免抬、举重物，避免屏气。③保持大便通畅，可鼓励患者适当多饮水，多吃青菜、香蕉等食物。必要时用开塞露、缓泻剂。④坚持呼吸锻炼，改善肺功能，积极预防上呼吸道感染，避免剧烈咳嗽，尽量减少公共场所活动。如突发胸痛、干咳、呼吸困难等症状时及时就诊。

二、主要护理问题

(一)疼痛

疼痛与病变刺激胸膜有关。

(二)低效性呼吸型态

低效性呼吸型态与疾病致通气障碍和呼吸节律异常有关。

(三)躯体移动障碍

躯体移动障碍与医嘱限制活动有关。

(四)营养失调

营养低于机体需要量，与慢性疾病消耗有关。

(五)舒适的改变

舒适的改变与胸痛、胸腔闭式引流有关。

(六)焦虑

焦虑与呼吸困难、胸痛及气胸复发有关。

第三节　心包穿刺引流护理

经皮穿刺心包留置导管引流术是近几年临床上经常采用的一种创伤小、患者易于接受的新技术。其目的是检查心包积液的性质，协助诊断；引流心包积液，解除填塞症状。

一、护理措施

(1)密切观察引流液的颜色、量、性质，准确记录每天引流量及出入量。

(2)术后保持伤口周围皮肤及敷料清洁、干燥，避免污染伤口，在严格无菌操作下，更换伤口敷料、引流袋，如有异常应及时更换，防止感染的发生。

(3)防止引流管脱出。患者可适当床上活动，但动作要轻柔，勿用力过猛，以防引流管无意脱出或移位，并做好生活护理。

(4)术后密切观察生命体征变化、颈静脉充盈度、心尖冲动的强弱。

(5)遵医嘱给予心电、血压、血氧监测，氧气吸入。如出现气急加重、心率增快、血压下降，应及时报告医师处理。如有发热，遵医嘱给予抗生素进行抗感染治疗。

(6)每班严密观察引流管是否通畅，若有堵塞等情况，及时通知医师给予相应处理。

(7)做好心理护理，讲解引流的目的及意义，缓解患者紧张情绪。

(8)如引流量连续少于 10 mL/d，可拔管。拔管前做好解释工作，拔管后消毒伤口，用无菌敷料覆盖。

(9)健康指导：①保持伤口清洁干燥。注意休息，劳逸结合。②定期门诊随诊，如有不适及时就医。

二、主要护理问题

(1)潜在并发症：心包填塞、感染。

(2)引流管堵塞或脱出：与引流液的性状、引流管的位置及活动有关。

第四节 感染性心内膜炎护理

感染性心内膜炎指因细菌、真菌和其他微生物(如病毒、立克次体、衣原体、螺旋体等)直接感染而产生心瓣膜或心室壁内膜的炎症。主要临床表现为发热、全身不适、乏力,可并发心力衰竭、动脉栓塞、心肌梗死。治疗上应用抗生素,或行人工瓣膜置换(再置)术。

一、护理措施

(1)保持病房温度适宜,注意保暖,卧床休息,采取舒适体位,限制活动量。补充水分,鼓励患者多喝温热饮料。做好口腔护理。

(2)发热时遵医嘱抽血培养。采取降温措施:物理降温,必要时遵医嘱使用退热剂。降温后应按要求监测体温情况。

(3)遵医嘱准确、按时给予抗感染治疗。抗生素首选青霉素。

(4)密切观察生命体征,遵医嘱给予氧气吸入,心电、血压、血氧监测。

(5)观察病情,每班评估有无栓塞症状,如有意识改变、胸闷、胸痛、呼吸困难、心律失常、肢端疼痛症状,及时报告,预防并发症的发生。

(6)饮食上给予营养丰富、富含维生素及蛋白质的食物,鼓励进食,准确记录出入量。

(7)做好生活护理,满足患者生理需求。保持床单位清洁干净,及时更换潮湿被服,注意皮肤护理。

(8)做好心理护理,多与患者进行交流,缓解其紧张、恐惧心理。

(9)健康指导:①严格注意休息,劳逸结合,定期到门诊随诊。②根据气候及时增减衣服,避免着凉感冒。饮食应富含营养及维生素。同时应注意个人卫生,预防感染的发生。③用药指导:告知患者出院后不要擅自停药、改药,停药、改药均应在医师指导下进行。

二、主要护理问题

(1)潜在并发症:心力衰竭、栓塞。

(2)发热:与感染有关。

(3)活动无耐力:与心肌及心脏瓣膜受损有关。

(4)自理能力缺陷:与医疗限制、长期输液有关。

(5)焦虑:与对自身疾病不了解,担心预后有关。

(6)知识缺乏:与特定信息来源受限有关。

第五节 消化性溃疡护理

消化性溃疡主要指胃肠道黏膜被消化液消化而造成的溃疡。溃疡的形成有各种因素,其中胃酸和胃蛋白酶分泌增多在溃疡病的发病机制中占重要地位。可发生于食管下段、胃、十二指肠、胃空肠吻合术后,但以胃及十二指肠球部最为多见。溃疡病具有慢性过程、周期性发病与节律性疼痛三大特点。发病与季节变化、情绪波动、饮食失调等因素相关,是多发病、常见病。

一、护理措施

(1)向患者讲解季节变化、情绪波动、饮食失调对消化性溃疡的发生、发展均有重要影响。鼓励患者应保持乐观的情绪。生活规律,劳逸结合,避免过度的精神紧张,无论在溃疡活动期还是缓解期都很重要。

(2)嘱溃疡有活动,大便潜血阳性的患者卧床休息。一般溃疡病患者要避免过度疲劳,注意劳逸结合。卧床期间做好患者的生活护理。

(3)了解患者疼痛特点,如有典型节律,可按其特点指导缓解疼痛的方法,如十二指肠溃疡系空腹痛或午夜痛,指导患者准备制酸性食物在疼痛前进食或服用抗酸药物防止疼痛的发生。

(4)烟酒是刺激溃疡发病的因素,对于嗜烟酒的患者,应积极鼓励患者戒烟、戒酒;对于不吸烟的患者,嘱其拒绝“二手烟”。

(5)定时进餐、少量多餐,使胃内经常有食物存在,起到稀释胃液,中和胃酸的作用,避免粗糙、酸辣等刺激性食物,有利于溃疡愈合。

(6)营养治疗对溃疡病是十分重要的,有营养不良的患者,应供给充足的蛋白质,进食富有营养但又易消化的食物。适量选用脂肪,可以抑制胃酸分泌,但有高脂血症的患者慎用。碳水化合物对胃酸分泌没有影响,可以放心选用。尽量少吃或不吃巧克力、咖啡和可乐类饮料及刺激性调味品,如胡椒、辣椒、咖喱等,急性期更要避免。注意不要偏食,进食不能过快、过烫、过冷,不能暴饮暴食。

(7)嘱患者细嚼慢咽,避免急食。咀嚼可增加唾液分泌,唾液能稀释和中和胃酸,具有提高黏膜屏障的作用。

(8)溃疡患者一般不应长期服用阿司匹林类药物,如果需要请严格遵照医嘱,并同时观察有无溃疡病的发作或加重。

(9)严格遵医嘱用药,注意用药后的反应,包括腹痛部位、程度、大便性状。对于突发性剧烈腹痛,应注意有无穿孔并发症;大便呈柏油便或呕血说明消化道出血,均应及时报告医师。

(10)告知家属观察粪便颜色,警惕溃疡出血引起的血便或黑便。注意患者有无头晕、心悸、出冷汗甚至休克等失血表现,一旦出现及时就医。

(11)出院时尤其要提醒患者注意饮食规律,劳逸结合,并保持心情舒畅,以防溃疡复发。

二、主要护理问题

(一)疼痛

疼痛与胃、十二指肠溃疡有关。

(二)潜在并发症

(1)穿孔:与溃疡穿透胃肠壁有关。

(2)消化道出血:与溃疡浸润血管有关。

(三)焦虑

焦虑与溃疡病反复发作有关。

(四)知识缺乏

知识缺乏与缺乏病因、防病知识有关。

第六节　炎性肠病护理

炎性肠病一般包括溃疡性结肠炎和克罗恩病,是原因不明的肠道炎症性疾病。溃疡性结肠炎病变主要限于结肠的黏膜,且以溃疡为主,多累及直肠和结肠远端,但可向近端扩展,以至遍及整个结肠。主要症状有腹泻、脓血便、腹痛和里急后重。病程漫长,病情轻重不一,常反复发作。克罗恩病在整个胃肠道的任何部位均可发生,但好发于回肠末端和右半结肠。以腹痛、腹泻、肠梗阻为主要症状，且有发热、营养障碍等肠外表现。病程多迁延反复，不易根治。

一、护理措施

(1)按消化内科护理常规护理。

(2)急性发作和重症患者需卧床休息。轻型患者要求生活规律，注意劳逸结合，可适当从事轻工作，以减轻心理压力，有利于疾病的康复。

(3)溃疡性结肠炎患者由于病程长，患者大多抑郁或焦虑，思想顾虑较重，需给予患者心理疏导，加强患者战胜疾病的信心。

(4)患者应食用质软、易消化、少纤维又富有营养的食物，保证每天摄入所需热量，避免食用刺激性食物或牛奶、乳制品。对病情严重的患者应禁食、禁水并给予胃肠外营养，使胃肠道得以充分休息以利于减轻炎症，控制症状。

(5)对于胃肠外营养的患者，应有计划地使用外周血管，必要时留置外周静脉植入的中心静脉导管(PICC)，遵从 PICC 护理常规。并遵医嘱给予静脉高营养及必要的抗炎治疗。

(6)监测患者生命体征及体重，观察腹泻次数、性状及腹痛等症状变化。发现问题及时处理。若持续高热，则按高热护理常规处理。

(7)做好患者的生活护理，尤其腹泻次数多时要做好肛周护理，便后温水清洗，避免使用碱性洗液；卫生纸要柔软，避免用力擦拭；保持肛周皮肤干燥，及时更换污染和潮湿的被服。对于有肛瘘的患者，除上述方法外，还应每晚用 1∶5 000高锰酸钾溶液坐浴。

(8)要遵医嘱服药，尤其服用肾上腺皮质激素的阶段，不能擅自停药或更改剂量，应按时按量服用。注意观察激素的不良反应，如感染、骨质疏松等。服用激素期间注意个人卫生，避免到人多、空气不流通的地方，以免发生感染。

(9)服用柳氮磺吡啶(SASP)的患者也不能自行停药或增减剂量。SASP 在肠内可分解为 5-ASA，即 5-氨基水杨酸和磺胺吡啶。5-ASA 是 SASP 的有效成分，具有抑制前列腺素的作用，可减少腹泻。磺胺吡啶主要的不良反应有胃肠道症状、白细胞减少、皮疹等，使用时应注意观察。饭后服用，以减少胃肠道刺激。

(10)对有些患者可以做保留灌肠治疗，如锡类散、激素等药物。若腹痛明显，可在灌肠液中加入利多卡因注射液以减轻腹痛症状。灌肠前嘱患者排净粪便，灌肠后嘱患者做膝胸位或俯卧用枕头垫高臀部 15～20 分钟，以保证药液充分流入肠内。灌肠后嘱患者尽量保留药液。灌肠每天早晚各 1 次或每晚 1 次。

(11)对于急性期患者，护士要有随时做好抢救工作的心理准备，一旦有消化道大出血及时处理。若出现肠穿孔，及时与外科联系，尽早手术治疗。

(12)注意观察患者的情绪变化，疾病迁延不愈，反复发作，易使患者灰心，甚至不配合治疗。护士要做好患者的心理护理，结合患者情况给予卫生宣教，帮助其树立战胜疾病的信心。

二、主要护理问题

(一)腹泻

与肠内炎性变化、肠道功能紊乱和肠吸收不良有关。

(二)体温过高

与肠道炎性变化及组织破坏后毒素吸收有关。

(三)营养失调:低于机体需要量

与肠吸收不良、肠道出血，造成血清白蛋白和血红蛋白降低有关。

(四)潜在并发症

(1)消化道出血:与溃疡浸润血管有关。

(2)肠梗阻:与肠道炎症引起肠腔狭窄有关。

(3)肠穿孔:与溃疡穿透肌层有关。

(4)中毒性巨结肠:与炎症累及肠肌神经丛，造成肠壁张力低下有关。

(5)有感染的危险:与长期大量使用激素有关。

(6)活动无耐力:与腹泻、腹痛及营养不良有关。

(7)焦虑:与病情反复迁延不愈有关。

第七节　肾病综合征护理

肾病综合征指肾小球弥漫性损害所引起的一组临床症状和体征，其主要临床特点为“三高一低”，即高度蛋白尿(35 g/24 h)、高度水肿、高血脂及低血浆蛋白(<30 g/L)。

一、护理措施

(一)一般护理

(1)评估患者病情及患者对疾病了解程度和知识需求。

(2)保持环境温度、湿度适宜。

(3)给予高热量、高蛋白、高维生素、低脂、低盐饮食。

(4)给患者讲解有关疾病、药物、治疗知识,并给予心理支持。

(二)水肿的护理

(1)保持皮肤清洁,防止局部皮肤破溃,水肿严重部位予以抬高,以利于回流。

(2)水肿严重或伴胸腔积液者应卧床休息,并每天测量腹围、足围。水肿消退后可室内活动,整个治疗过程中应避免剧烈活动。

(3)遵医嘱限制入量,并严格记录出入量。每天监测体重。

(4)应用利尿剂患者,应注意观察用药效果及电解质水平。

(5)加强安全相关宣教,防止跌倒。

(三)预防感染的护理

(1)应用激素治疗期间,注意观察药物不良反应并给予及时有效的处理。

(2)加强皮肤、口腔护理。

(3)减少控制探视人数,病室内注意定时开窗通风。

(四)预防血栓的护理

(1)急性期应卧床休息,减少活动,防止栓子脱落,做好生活护理。

(2)注意观察生命体征变化,有无肺栓塞、咯血、喘憋及心肌梗死、脑梗发生。

(3)使用抗凝药的患者需注意观察全身有无出血倾向。

(五)健康指导

(1)避免过劳,劳逸结合,合理饮食。

(2)出院后应用激素患者仍需按时、按量服药,不得随意减量或停药,避免使用肾毒性药物。

(3)指导患者预防各种感染的发生。

(4)定期门诊复查。

二、主要护理问题

(一)体液过多

体液过多与血浆胶体渗透压降低、水钠潴留有关。

(二)皮肤完整性受损

皮肤完整性受损与水肿有关。

(三)感染

感染与蛋白质流失、营养不良、使用激素免疫抑制剂治疗有关。

(四)营养失调

能量摄入低于机体需要量,与大量蛋白尿及食欲减退有关。

(五)知识缺乏

知识缺乏与不了解疾病的相关知识、自我护理、用药注意事项有关。

第八节 腹膜透析护理

腹膜透析是利用腹膜作为半透膜向腹腔内注入透析液,借助膜两侧毛细血管内血浆及腹腔内透析液的溶质浓度梯度和渗透梯度,通过弥散和渗透的原理,清除机体内的代谢废物和多余的水分。代谢废物和水分随透析液排出体外,同时透析液可以补充人体所需要的物质,这个过程反复进行,则可达到清除毒素、脱水、纠正酸中毒和电解质紊乱的目的。

一、护理措施

(一)置管术前准备

(1)心理护理:向患者解释透析目的、位置、手术方式、手术过程,以取得合作。

(2)皮肤准备:术前一天让患者洗澡,不能自理的患者由护士协助清洁皮肤。多毛者可备皮。

(3)术前尽量排空肠腔、膀胱,避免手术误伤。

(4)备齐用物(碘附帽、腹带、腹透液加热至 37 ℃)。

(二)腹透置管术后护理

(1)卧床24小时,置管后2周内腹带包扎,禁止做增加腹压的动作。

(2)术后第1天、第7天用1.5% 1 000 mL腹透液3组冲洗腹腔,检查管路是否通畅,冲出残留血块(或当天台上冲)。第1天冲洗后留取腹膜透析液标本。

(3)分别在术后第1天、第3天、第7天、第14天换药,观察伤口有无渗血、渗液。

(4)术后14天拆线(糖尿病患者时间稍长)。

(5)术后第3天腹透置管处留取咽拭子培养,根据患者情况遵医嘱再留取咽拭子培养。

(6)每天检查敷料情况、伤口情况及导管固定情况。

(7)导管妥善固定,禁止提拉,防止出血。

(8)1周后开始做有关正规腹透的宣教,包括方式、要点、饮食等。

(9)3周后可擦洗全身,3个月后可保护性淋浴,6个月后可直接淋浴,洗浴后应及时更换敷料。

(三)常规腹透患者护理

(1)严格无菌操作规程,正规操作,严格记录腹透超滤量及时间。

(2)每天换药(按要求),注意管路情况,管道连接情况。

(3)患者房间每天紫外线消毒两次,每次40分钟。

(4)按要求为患者行腹膜平衡试验(PET)、透析充分性(KT/V)测定。

(5)保持大便通畅,每天2~3次。

(6)给予易消化、高热量、高维生素、优质蛋白质饮食。对于水肿和高血压患者应限制水和钠的摄入。

(四)并发症的护理

(1)注意患者有无腹痛、腹胀等不适,注意腹透液的清亮度,排出液的性状、颜色,有无絮状沉淀。及时留取腹透标本,应用抗生素。

(2)密切观察患者有无出液不畅等情况,检查管路有无打折、堵塞、漂浮。有其他异常情况时,通知医师,必要时按"腹透异常问题处理办法"执行。

(3)注意观察导管出口处是否有感染,若有红、肿、热并出现分泌物,及时留取分泌物培养。

(五)健康指导

居家行腹透治疗期间,嘱患者定期到门诊复诊,并遵照腹透培训内容进行自我照护。

二、主要护理问题

(1)潜在的并发症:感染。

(2)知识缺乏:与患者缺乏对腹透相关知识的了解有关。

第九节　慢性肾衰竭护理

慢性肾衰竭(CRF)是由各种原因造成的慢性进行性肾实质不可逆损害,以尿毒素潴留、水电解质紊乱、肾性贫血和钙磷代谢紊乱等为主要表现的一组综合征。慢性肾衰竭是肾功能不全的严重阶段。

一、护理措施

(1)注意休息与适量活动相结合,改善活动耐力。对长期卧床患者,应避免发生静脉血栓或肌肉萎缩。

(2)合理膳食,未行透析治疗者应维持足够营养,采用优质低蛋白饮食,饮食宜以清淡,易消化膳食为主,满足机体的需要。行透析治疗者原则上不必限制蛋白质的摄入。含钾食物应根据体内血钾水平调节,并避免含磷高的食物。

(3)严密观察病情动态变化,加强对生命体征的监测。注意是否有并发症发生。

(4)准确记录患者 24 小时出入量,指导患者限制水的摄入,每天测量体重。对于无水肿和无少尿者应补充足够水分,保证每天尿量在 1 500 mL 以上。

(5)遵医嘱使用利尿剂,并注意观察用药效果。

(6)预防感染:慢性肾衰竭患者多见呼吸道和尿路感染,其次是皮肤和消化道感染。应注意保暖和室内清洁消毒,减少探视,避免与呼吸道感染者接触。保持皮肤清洁,加强口腔护理,督促患者餐后漱口。

(7)皮肤瘙痒明显者可用温水擦洗,必要时可涂止痒霜。切忌用手搔伤皮肤。

(8)督促患者按时服用降压药,并注意观察用药效果。每天监测血压 1～2 次。

(9)给予心理支持,增强治疗信心,积极给患者讲解有关知识及日常生活注意事项，帮助患者尽快适应透析生活方式。

(10)如患者出现白细胞及血小板减少，及时给予保护性隔离和其他预防感染的措施，并注意患者出血倾向，防止跌倒。

(11)贫血患者，遵医嘱注射促红细胞生成素，给予患者相关安全宣教，严重贫血者适当减少活动。

(12)已行血液透析的患者，透析结束返回病室后，应测量血压，注意观察各类透析通路止血及固定情况，并记录超滤量。

(13)注意患者意识变化，观察有无尿毒症脑病或透析失衡的出现。若患者出现烦躁和抽搐，则加用床挡适当约束患者，以免发生危险。

(14)健康指导：①定期复诊。②劳逸结合，根据肾功能合理安排饮食。③预防继发感染。④按时、合理的用药，注意观察药物的毒性不良反应。⑤根据不同透析方式，给予患者相关指导。

二、主要护理问题

(1)体液过多：与盐摄入量过多、液体摄入量过多有关。

(2)潜在并发症：心排血量减少。

(3)感染：与白细胞减少导致机体免疫力下降有关。

(4)受伤：与血压高或肾性骨病有关。

(5)皮肤完整性受损：与晚期肾病引起的水肿有关。

(6)知识缺乏：与对疾病过程不熟悉、信息不足有关。

第十节　类风湿关节炎护理

类风湿关节炎(RA)是以对称性、慢性、进行性多关节炎为主要临床表现的自身免疫性疾病。病因不清，可能与遗传因素、激素水平、环境因素(如潮湿及寒冷等)、EB病毒感染有关。骨关节的滑膜在病程中异常增生形成血管翳，对骨关节造成侵蚀性破坏，导致关节强直、畸形、功能丧失而致残。目前在疾病早期应用生物制剂，可产生诱导缓解作用，改变了疾病发展的进程，延缓了病变进展。

一、护理措施

(1)在急性期，关节肿痛明显且全身症状较重的患者应卧床休息，不宜睡软床垫且枕头不宜过高。

(2)RA 患者关节及其周围血管、神经受累，血管收缩缓慢且不充分，使皮温升降迟缓，应注意关节的保暖，避免潮湿、寒冷，加重关节症状。

(3)给予营养丰富可口的饮食，以纠正贫血。

(4)缓解期的患者应加强活动，在医务人员指导下进行功能锻炼。

(5)对于卧床不起的患者，注意保持正确体位：①肩关节不能处于外旋位，肩两侧可顶枕头等物品。双臂间置枕头保持肩关节处于外展位，维持功能。②双手掌可握小卷轴，维持指关节伸展。③髋关节两侧放置靠垫，预防髋关节外旋。④平躺者小腿处垫枕头，防止膝关节固定于屈曲位。⑤足下垫软枕，定时给予按摩和被动运动，防止足下垂。

(6)对肿痛的关节进行按摩，并辅以热水疗、蜡疗等。

(7)急性者可在短期内(2～3 周)使用夹板制动，保持关节处于功能位。

(8)在病情许可的情况下应注意关节的活动，给予功能锻炼，包括手指的抓捏练习，如织毛衣、玩跳棋、玩球。进行腕、肘、膝关节的屈伸练习，并可配合一定的被动肢体运动，但已有强直的关节禁止剧烈运动。

(9)对于关节活动受限，生活不能完全自理者，做好生活护理，增加舒适感。

(10)培养患者自理意识。

(11)胸部护理：扩胸运动，拍背咳痰，防止感冒。

(12)关节处皮损及溃疡护理：及时换药，预防感染，平时涂润肤霜保护皮肤。

(13)评估患者疼痛情况，关节疼痛明显者遵医嘱给予非激素类消炎药，并观察药物疗效及不良反应。

(14)药物观察：特别注意激素及免疫抑制剂的不良反应。

(15)病情观察：①关节肿痛情况、活动情况、自理情况、关节症状。②贫血情况。③肺部情况：是否肺间质纤维化。④神经压迫症状。⑤周围皮损情况。⑥根据关节炎影响程度的测量标准确定处于疾病的哪个时期，完成美国健康评定调查提问。

(16)心理护理：早诊断、早治疗对疗效及转归有重要影响。药物辅以理疗及防止畸形的措施是目前最提倡的。帮助患者树立信心，积极配合，加强肢体锻炼。

(17)健康指导：①在护士指导下了解本病的治疗、服药、注意事项及预防保健知识等。避免有奇迹疗法的思想，坚定信心，坚持长期治疗。②此病病程长，反复发作，加之关节疼痛，畸形、功能障碍，这些会给患者身心带来极大痛苦。此时应鼓励患者坚定信心，与家人、医师、护士、社会配合治疗，达到最佳疗效。③鼓励自强，消除自卑感和依赖感，在体能允许的范围内，可以继续工作。④积极预防和治疗各种感染。⑤避免各种诱因，如寒冷、潮湿、过度劳累及精神刺激。⑥坚持服药，不可擅自停药、改药、加减药。同时了解药物不良反应。⑦定期复查。⑧功能锻炼的目的在于掌握姿势，减轻疼痛，减少畸形发生。原则为活动后2小时体力恢复。要循序渐进，计划可行。

二、主要护理问题

(一)疼痛

有疼痛的危险与疾病引起的炎性反应有关。

(二)生活自理能力缺陷

有生活自理能力缺陷的危险与关节活动受限、僵直、畸形有关。

(三)失用综合征

失用综合征与关节骨质破坏有关。

(四)感染

感染与肺间质病变有关。

(五)受伤

受伤与骨质疏松有关。

(六)焦虑

焦虑与疾病有关。

(七)知识缺乏

知识缺乏与缺乏疾病及保健知识有关。

第十一节　干燥综合征护理

干燥综合征是一个主要累及外分泌腺体的慢性炎症性自身免疫病。临床除有因唾液腺和泪腺受损而导致的口干、眼干外，尚有其他症状，例如因外分泌腺及腺体外其他器官的受累而出现的多系统损害的症状。患者血清中有多种自身抗体，并出现高免疫球蛋白血症。

本病分为原发性和继发性两类，前者指不具另一诊断明确的结缔组织病(CTD)的干燥综合征。后者是指继发于另一诊断明确的CTD如系统性红斑狼疮(SLE)、类风湿关节炎等的干燥综合征。本节主要叙述原发性干燥综合征。原发性干燥综合征属全球性疾病，在我国人群中的患病率为0.3%～0.7%，在老年人群中的患病率为3%～4%。本病女性多见，男女比为1∶(9～20)，发病年龄多在40～50岁，也见于儿童。目前发现疾病的新分支，为Mikulizi综合征。

一、护理措施

(1)保持室内湿度，可使用加湿器。少去公共场所，避免感冒及肺部感染。保证室内空气新鲜，饮食以易消化、营养丰富的流食或半流食为主。病情许可的情况下可以适当活动，劳逸结合。

(2)嘱患者注意口腔卫生，防止口腔细菌繁殖，应早晚刷牙，选用软毛牙刷，饭后漱口，戒烟酒，减少对口腔的物理刺激。继发口腔感染者可用复方硼酸溶液漱口，真菌感染者可用制霉素涂口腔；口干严重者可用麦冬、枸杞子、甘草等泡水喝。

(3)保护眼睛：眼泪减少可引起角膜损伤，易发生细菌感染，给予人工泪液滴眼或其他眼药水滴眼，睡前涂眼膏保护角膜。避光、避风，戴防护眼镜。

(4)呼吸道黏膜干燥明显者，可给予雾化吸入。鼻黏膜干燥者可给予复方薄荷油滴鼻。

(5)对于皮肤油性、水分减少的患者应预防皮肤干裂，给予润肤剂外涂。冬季嘱患者减少沐浴次数。

(6)胰腺外分泌功能受影响，易引起消化液减少，导致营养不良，故应为患者提供清淡、易消化的食物。

(7)注意观察患者尿量的变化及尿pH值。对肾小管酸中毒患者应遵医嘱给予弱碱性药物，给予枸橼酸合剂补钾。准确记录出入量及分别记录日夜尿量。

(8)呼吸道补充水分，预防感冒及肺部感染，加强拍背咳痰。

(9)注意观察激素及免疫抑制剂的不良反应，并告知患者用药注意事项。

(10)病情观察有以下几种情况：①中枢神经系统受累出现偏瘫、抽搐。②发生胰腺炎出现慢性腹泻、吸收不良、进食困难、肠梗阻的情况。③肺间质纤维化。④发生肾小管酸中毒出现低钾血症的情况。⑤肝功能异常出现轻度黄疸、原发性胆汁肝硬化的情况。⑥口干眼干、皮肤瘙痒、关节痛程度。⑦三系变化可出现白细胞和(或)血小板减少。白细胞降低患者易发生感染,血小板低下者可发生出血。

(11)健康指导:①注意激素及免疫抑制剂的各种不良反应,若有相应症状出现则及时随诊治疗。②遵医嘱服药,不得擅自加量、减量或停药。注意药物过敏史。③注意多食含钾高及水分多、易消化、高蛋白、高维生素的食物。④定期复查,了解自己的病情。⑤肺部自我护理。⑥皮肤自我护理。

二、主要护理问题

(一)皮肤黏膜改变

与唾液减少有关。

(二)潜在的感染

与服用激素及免疫抑制剂有关。

(三)电解质紊乱

与肾小管酸中毒有关。

(四)舒适的改变

与口干、眼干有关。

(五)部分自理能力受限

与电解质紊乱有关。

(六)有出血的危险

与血小板降低有关。

第十二节 原发性痛风护理

痛风是嘌呤代谢紊乱和(或)尿酸排泄减少所引起的一种晶体性关节炎,临床表现为高尿酸血症和尿酸盐结晶沉积所致的特征性急性关节炎、痛风石形成、痛风石性慢性关节炎,并可发生尿酸盐肾病、尿酸性尿路结石等,严重者可出现关节致残、肾功能不全。痛风常与肥胖、高脂血症、糖尿病、高血压以及心脑血管病伴发。

痛风分为原发性和继发性两大类。除1%左右的原发性痛风由先天性酶缺陷引起外，绝大多数发病原因不明。继发性痛风由其他疾病所致，如肾脏病、血液病，或由于服用某些药物、肿瘤放疗、化疗等多种原因引起。

一、护理措施

(一)一般护理

(1)关节疼痛时卧床休息，疼痛缓解3天后开始恢复活动。发作时避免关节负重，抬高患肢，可局部冷敷，24小时后可行热敷、理疗、保暖，减少疼痛。

(2)饮食护理：①在急性发作时应选用无嘌呤食物，如脱脂奶、鸡蛋、植物油等，或选用低嘌呤食物如富强粉面包、饼干、稻米饭、蔬菜、水果等。②发作期患者常无食欲。因此应给予足量牛奶、鸡蛋，尽可能多地食用水果和蔬菜。食物应尽量精细，如面包、稻米饭等，全天液体摄入量应在3 000 mL以上，两餐之间可用碳酸氢钠类液体。③控制体重，避免过胖，限制脂肪及动物蛋白，以食用植物蛋白为主。④慢性期或缓解期应选用低嘌呤饮食，每周应有2天无嘌呤饮食，饮食中注意补充维生素及铁质，多食水果及黄绿叶蔬菜。⑤禁食高嘌呤食物，如动物肝、肾、胰、脑、鱼类、禽类，及花生、干豆、全麦、龙须菜、蘑菇、菠菜，要多食偏碱性食物。

(二)心理护理

告知患者此病为慢性疾病，饮食是控制疾病的要点，积极治疗原发病。

(三)治疗配合

(1)加强体疗和理疗，体疗以伸展和屈曲为主，理疗包括热敷、热水浴、紫外线照射、按摩，以增加关节的血液循环。

(2)定期复查尿酸、血象、肝肾功能，必要时加用保肝药物。

(3)避免情绪紧张、寒冷、饥饿、感染、创伤等因素，以免疾病复发。

(4)秋水仙碱可迅速缓解急性发作，有恶心、腹泻等胃肠道反应。

(5)避免使用吡嗪酰胺、乙胺丁醇、利尿剂、水杨酸类药物，以免引起继发性高尿酸血症。

(四)健康指导

(1)养成良好的生活习惯，注意休息，劳逸结合。保持心情舒畅，情绪稳定。避免精神刺激，积极配合治疗，树立战胜疾病的信心。

(2)防止饮食无度,避免酒精、饥饿和高嘌呤饮食。在碱化尿液的同时,多饮水。

(3)控制体重,避免劳累、创伤和手术等诱发因素。

(4)在医师指导下按时服药,剂量准确。了解药物作用与不良反应。

(5)定时复查各项化验指标,若出现不适症状及时就诊。

二、主要护理问题

(一)疼痛

疼痛与原发病有关。

(二)自理能力受限

自理能力受限与疾病导致的关节疼痛有关。

(三)知识缺乏

知识缺乏与不了解疾病相关知识有关。

(四)焦虑

焦虑与疾病影响生活和工作有关。

第十三节　甲状旁腺功能亢进症护理

甲状旁腺功能亢进症可分为原发性、继发性、散发性和假性 4 种。原发性甲状旁腺功能亢进症是由甲状旁腺本身病变引起的甲状旁腺素合成、分泌过多,引起的钙、磷和骨代谢紊乱的一种全身性疾病,表现为骨吸收增加的骨骼病变、肾结石、高钙血症和低磷血症等。

一、护理措施

(1)嘱患者减少活动,避免跑跳等剧烈活动;骨质疏松患者睡硬板床,保持地面无水渍,协助患者做好生活护理;骨折患者应严格卧床休息,协助患者定时更换体位,轴线翻身,动作轻柔,搬动患者时动作整齐,避免二次骨折。抬高患肢,注意骨折部位血液循环情况。

(2)骨痛严重患者及时通知医师,遵医嘱予止痛药。

(3)嘱患者多饮水,每天饮水量≥2 000 mL,促进尿钙排出,预防泌尿系统感染。

(4)术前患者饮食中钙的摄入以中等量为宜,避免牛奶、奶制品、豆类等高钙食物摄入,术后患者由于血钙水平降低应给予高钙饮食。同时嘱患者进食高纤维食物,保证排便通畅。消化性溃疡患者避免暴饮暴食,禁食辛辣刺激性食物。

(5)注意观察患者有无尿急、尿频、尿痛等泌尿系统感染症状;观察泌尿系统结石患者有无血尿情况。

(6)做好疾病相关知识宣教。准确记录24小时出入量,指导患者正确留取各种标本。

(7)监测患者血钙、甲状旁腺素水平。

(8)健康指导:①选择低钙的食物,如肝脏、鸡肉、鱼类、水果和蔬菜等,避免饮用牛奶及富含钙质的食物。多食用蔬菜,保持大便的通畅。②适当限制活动,避免剧烈运动,睡觉的床垫不宜过软,以防止骨折的发生。

二、主要护理问题

(一)生活自理能力缺陷

生活自理能力缺陷与骨骼病变、骨痛、活动受限有关。

(二)潜在并发症

(1)病理性骨折:与钙磷异常代谢致骨密度降低有关。

(2)疼痛:与疾病致骨骼改变有关。

(3)便秘:与高钙血症致胃肠平滑肌张力下降有关。

(三)知识缺乏

知识缺乏与缺乏甲状旁腺功能亢进症及相关检查的知识有关。

第十四节　嗜铬细胞瘤护理

嗜铬细胞瘤是肾上腺髓质最常见、最主要的疾病。肿瘤大多来源于肾上腺髓质,部分来源于肾上腺外的嗜铬细胞。根据解剖部位不同分别称为副神经节瘤、颈动脉体瘤、膀胱嗜铬细胞瘤和化学感受器瘤。肿瘤细胞可阵发或持续性地分泌大量的儿茶酚胺,临床上表现为阵发性或持续性高血压或代谢紊乱症群。

一、护理措施

(1)按内分泌护理常规处理。

(2)嘱患者尽量卧床休息或室内活动,避免剧烈运动或精神刺激,外出时应有人陪伴,以免突然血压升高出现危险。

(3)患者出现头痛、心悸、大汗等高血压发作表现时,应嘱其安静休息,通知医师,遵医嘱准确留取相关尿液检查。

(4)对有明显发作诱因的患者,如排尿、排便后发作,应告知患者不要憋尿、保持大便通畅,预防高血压发生。若肿瘤较大压迫肠道引起排便困难时,可使用缓泻剂或给予清洁灌肠。

(5)指导患者准确记录 24 小时出入量,严密监测患者血压变化。

(6)给予患者高蛋白、高维生素、低脂肪饮食,同时忌浓茶、咖啡、可可,不宜进食香蕉,以免干扰尿中儿茶酚胺的测定。

(7)术前指导患者遵医嘱按时服药,并给予药物宣教,取得患者合作,注意有无鼻塞、心率加快及直立性低血压的发生,预防摔倒。

(8)向患者进行疾病及相关特殊检查化验的宣教,以配合医师完善疾病的诊治。

(9)部分患者高血压发作时可伴有紧张、焦虑、烦躁等精神症状,护士应及时观察、及时护理。

(10)并发糖尿病的患者按糖尿病护理常规处理。

(11)健康教育:①尽量卧床休息或室内活动,外出时应有人陪伴,以避免突然血压升高而出现危险。②不要憋尿,保持排便通畅,必要时可以使用缓泻剂或清洁灌肠。

二、主要护理问题

(一)生活自理能力缺陷

生活自理能力缺陷与疾病致血压升高有关。

(二)潜在并发症

(1)高血压危象:与血压突然升高有关。

(2)便秘:与高浓度儿茶酚胺抑制肠蠕动有关。

(三)知识缺乏

知识缺乏与缺乏疾病相关知识有关。

第十五节 原发性醛固酮增多症护理

原发性醛固酮增多症(简称原醛症),是由于肾上腺的皮质肿瘤或增生引起的醛固酮分泌增多所致,是一种继发性高血压,占高血压的0.4%～2%。临床以高血压、低血钾、低血浆肾素活性及高醛固酮水平为特征。

一、护理措施

(1)按内分泌护理常规处理。

(2)监测血压,每天固定时间监测患者的血压情况,包括卧位血压和立位血压,并记录。如出现血压升高,嘱患者卧床休息,遵医嘱处理,监测血压,加强生活护理和保护措施,防止患者发生意外。

(3)监测水电解质变化,尤其是血钾变化,做好记录。观察患者有无四肢发麻、抽搐、无力等症状。如果患者出现肌无力、呼吸困难、心律失常或神志变化,应立即通知医师迅速抢救。

(4)给予患者低钠高钾饮食,限制食盐及碱性食物。富含钾的食物有柑橘、香蕉、香菇、海带、红枣、山楂、杏等。

(5)遵医嘱监测体重和详细记录出入量。

(6)向患者讲解各种化验的目的及注意事项,以取得患者的配合。

(7)遵医嘱完成功能试验,试验前给予患者健康宣教,试验前禁食8～12小时,保持体位正确,遵医嘱准确使用试验药物,并且试验期间监测患者一般情况,如面色、皮温、血压、尿量等,注意有无血容量改变引起的不适,准确留取标本,及时送检。

(8)健康教育:①准确记录出入量。②卧床休息,减少活动,如患者神经肌肉功能障碍,应加强生活护理和保护措施。

二、主要护理问题

(一)受伤

受伤与神经肌肉功能障碍有关。

(二)生活自理能力缺陷

生活自理能力缺陷与低血钾及神经肌肉功能障碍有关。

(三)知识缺乏

与缺乏相关知识有关。

(四)潜在并发症

低血钾:与醛固酮增多所致的低血钾及失钾性肾病有关。

第十六节 短暂性脑缺血发作护理

短暂性脑缺血发作(TIA)是指脑血管病变引起的短暂性、局限性脑功能缺失或视网膜功能障碍。临床症状一般持续10～20分钟,多在1小时内缓解,最长不超过24小时,不遗留神经功能缺损症状。TIA的发病与动脉粥样硬化、动脉狭窄、心脏病、血液成分改变及血流动力学变化等多种病因及多种途径有关。临床表现为眩晕、平衡障碍、眼球运动异常、复视、肢体偏瘫、感觉障碍等。

一、护理措施

(1)注意观察和记录每次发作的持续时间、间隔时间和伴随症状,观察患者肢体无力或麻木是否减轻或加重,有无头痛、头晕等表现。

(2)加强安全护理。发作时卧床休息,注意枕头不宜太高,以15°～20°为宜,以免影响头部的血液供应。仰头或头部转动时应缓慢、动作轻柔,转动幅度不要太大,防止因颈部活动过度或过急导致TIA发作而跌伤,患者如厕、沐浴及外出活动时应有家属陪伴。洗澡时间不宜过长。

(3)嘱患者积极调整心态、稳定情绪,消除紧张、恐惧的心理,培养自己的兴趣爱好,多参加有益身心的家庭活动和社会活动,分散对疾病的注意力,树立战胜疾病的信心。

(4)积极参加适当的体育运动,如散步、慢跑、气功、太极拳等,指导其注意运动量和运动方式,选择适合个人的文体活动,做到劳逸结合,生活规律。

(5)嘱患者严格遵医嘱正确服药,不能随意更改、终止或自行购药服用。抗凝治疗时密切观察有无出血倾向,观察皮肤黏膜有无出血点、瘀斑及牙龈出血。使用抗血小板聚集剂治疗时,注意有无食欲减退、皮疹或白细胞减少等不良反应。

(6)给予患者低盐、低脂饮食。每天食盐以不超过 6 g 为宜,多食含钾丰富的食物,如新鲜蔬菜、水果、大豆制品、鱼类。忌甜食、动物内脏、辛辣油炸食物和暴饮暴食,避免过分饥饿,避免晚餐后及睡前加餐,睡前可适当饮水,以稀释血液,降低血黏稠度。控制体重,戒烟、限酒。

(7)健康指导:①保持心情愉快,情绪稳定,避免精神紧张。②生活起居规律,改变不良生活方式,坚持适当的体育锻炼和运动,注意劳逸结合。扭头或仰头动作不宜过急,幅度不要太大,防止诱发 TIA 或跌伤。③合理饮食,宜进低盐、低脂、充足蛋白质和维生素的饮食,限制动物油脂的摄入,注意粗细搭配,肉菜搭配,戒烟酒。④按医嘱正确服药,积极治疗高血压、动脉硬化、糖尿病、高脂血症和肥胖症。服药期间注意有无肝、肾功能的异常。⑤发现肢体麻木、无力、头晕、头痛、复视或突然跌倒时应引起重视,及时就医。

二、主要护理问题

有受伤的危险,与 TIA 不定时发作有关。

第十七节　帕金森病护理

帕金森病(Parkinson disease,PD)又名震颤麻痹,是中老年人常见的神经系统变性疾病,主要病变是黑质、蓝斑及迷走神经背核等处色素细胞变性坏死,多巴胺递质生成障碍,导致多巴胺能与胆碱能系统不平衡。临床呈缓慢性进展,以静止性震颤、运动迟缓、肌强直和姿势步态异常为主要症状。65 岁以上人群患病率为 1 000/10 万,随年龄增高,男性稍多于女性。

一、护理措施

(1)给予心理护理,通过介绍疾病的相关知识,鼓励患者树立战胜疾病的信心,做好长期治疗的准备。

(2)给患者足够的时间去完成日常生活活动,鼓励患者对肌强直肢体坚持按摩,改善肌张力。

(3)加强皮肤护理,注意个人清洁卫生,协助洗头、沐浴、更换衣服。卧床患者用气垫床,定时翻身、叩背。

(4)活动时移开环境中的障碍物,加强对患者的保护,以防外伤。

(5)对于吞咽困难者,注意避免误吸。进食时取半坐位或侧卧位,进食少渣食物,缓慢进食,必要时给予鼻饲。

(6)增强机体抵抗力,保证高营养的饮食摄入,及时补充水分,保持排便通畅。

(7)了解患者生活自理程度,指导患者自我护理,做力所能及的事情,必要时给予生活帮助。

(8)健康指导:①长期遵医嘱坚持服药,定期复查。②合理饮食,少食多餐。③增强体质,延缓疾病的进展。

二、主要护理问题

(一)受伤

受伤与震颤、关节僵硬、动作迟缓、协调功能障碍有关。

(二)误吸

误吸与舌头、唇、颈部肌肉的震颤及吞咽困难有关。

(三)营养失调

营养摄入低于机体需要量,与手、头不自主的震颤,进食量不足有关。

(四)尿失禁

尿失禁与行走困难不能及时如厕有关。

(五)自尊紊乱

自尊紊乱与运动障碍、协调功能不良、身体形象改变有关。

第十八节　重症肌无力护理

重症肌无力是一种累及骨骼肌神经-肌肉接头处突触后膜乙酰胆碱受体的自身免疫性疾病，表现为局部或全身骨骼肌收缩无力，易疲劳，活动后加重，休息后减轻。全身骨骼肌均可受累，以眼外肌和肢体肌无力多见，晨轻暮重，应用新斯的明后，肌无力症状明显缓解。患者若发生急性延髓支配肌和呼吸肌严重无力，以致不能维持正常通气，就可能危及生命。

一、护理措施

(1)密切观察患者肌无力症状的变化，同时密切关注有无呼吸肌受累征象。

(2)遵医嘱用药，并观察用药反应，避免用药不当导致发生危象。

(3)避免使用加重神经肌肉接头传递障碍或抑制呼吸肌的药物，如吗啡、新霉素、氨基糖苷类抗生素等。

(4)肌无力危象的护理：①患者突然出现呼吸困难、躁动不安、心率加快、发绀，应立即吸氧，清理呼吸道分泌物。嘱患者保持安静，降低耗氧量，必要时气管插管，使用人工呼吸机。②使用人工呼吸机时，要有专人护理，并密切观察患者意识、血压及心率变化，定期做血气分析。③做好气管切开的护理(同吉兰-巴雷综合征气管切开护理)，每天换药时注意观察伤口，及时清理呼吸道分泌物，保持呼吸道通畅，保证良好的肺内气体交换。

(5)危象解除后护理：危象解除后，应遵医嘱继续服用抗乙酰胆碱酯酶类药物，以巩固和增强疗效，防止肌无力危象的再次发生。

(6)加强对患者的巡视：对不能发音或构音障碍及常易在夜晚入睡后发生危象的患者，要加强巡视；认真听取患者的主诉，如有异常，立即报告医师，及时处理。

(7)加强患者的饮食护理：患者往往有咀嚼、吞咽困难，应遵医嘱按时服用抗乙酰胆碱酯酶类药物，当药效出现和肌无力改善时，应立即协助患者进食，为保证安全，进食时患者身边应有护理人员或家属，以免发生呛咳、窒息或呼吸骤停等。以半流食或软食为宜，进食要慢，对不能进食者，应给予鼻饲混合奶，要保证患者营养，增强机体的免疫力。

(8)健康指导：此类危象常在疲劳、服药不当、精神创伤、呼吸道感染等情况下发生。因此,一般生活护理和正确使用抗胆碱乙酰酯酶类药物十分重要,护理人员要指导患者出院后遵医嘱服药,不可自行加减药物。注意休息,劳逸结合,避免劳累熬夜等。嘱患者适当活动,预防感冒,避免诱发因素。

二、主要护理问题

(一)气体交换受损

气体交换受损与肌无力或胆碱能危象时呼吸衰竭有关。

(二)感染

感染与行气管切开术有关。

(三)误吸

误吸与面部、咽部、喉部肌无力有关。

(四)受伤

受伤与肌无力、行走困难、斜视、复视有关。

(五)生活自理能力缺陷

生活自理能力缺陷与肌无力有关。

第七章 外科常见病护理

第一节 甲状腺功能亢进症护理

甲状腺功能亢进症(简称甲亢)是由于各种原因导致正常甲状腺素分泌的反馈控制机制丧失,引起循环中甲状腺素过多而出现以全身代谢亢进为主要特征的疾病总称。可分为原发性甲亢、继发性甲亢和高功能腺瘤3类。①原发性甲亢:最常见,病因不明,为一种自身免疫性疾病。腺体肿大和功能亢进的综合征同时出现,腺体肿大多为弥漫性,两侧对称,患者多有眼球突出。②继发性甲亢:病因不明且较少见,多由结节性甲状腺肿转变而来,患者多无眼球突出。③高功能腺瘤:实际上是继发性甲亢的一种特殊型,较少见。患者无眼球突出。

一、护理措施

(一)术前护理

1.测基础代谢率

每天在清晨静卧、清醒、未进早餐以前,测定基础代谢率。基础代谢率%=(脉率+脉压)-111,可了解甲状腺功能状态。

2.心理护理

多与患者沟通,消除其焦虑和恐惧心理,避免情绪过度激动,影响基础代谢率的测定。稳定的情绪是术前准备的必要条件,对精神过度紧张或失眠者,适当应用镇静和安眠药物。

3.药物准备

术前服用碘剂(卢戈液),可减少甲状腺素释放入血的量,并可减少甲状腺充血,使腺体缩小变硬,减少术中及术后出血。一般术前2~3周开始服用,5~

10滴/次，每天3次。对不能耐受碘剂的患者由每次3滴，每天3次，逐日每次增加1滴至每次16滴为止，维持此量。告知患者在进餐时与食物同食，减少胃肠道反应。注意观察用药后反应。服碘剂2周后症状改善不明显者，可加服硫脲类药物。

4.症状护理

指导眼球突出患者注意保护眼睛，睡前用抗生素眼膏敷眼，可戴黑眼罩或以油纱布遮盖，以避免角膜过度暴露后干燥受损，发生溃疡。心率过快者给予口服倍他乐克25 mg或普萘洛尔10 mg，每天3次；发生心力衰竭者予以洋地黄制剂。

5.饮食护理

给予患者高热量、高蛋白和富含维生素的食物，并保证足够的液体入量。禁用对中枢神经有兴奋作用的浓茶、咖啡等刺激性饮料，戒烟、酒。

6.完善术前检查

除全面的体格检查和必要的实验室检查外，还包括颈部X线及喉镜等检查，了解气管是否受压软化以及声带功能是否受损。

7.体位训练

患者取仰卧位，用枕头垫高肩背部，头部后仰，每天练习2～4次，从5～10分钟/次开始练习，而后循序渐进，直至可维持此体位2小时左右。目的是训练患者适应手术体位，降低术后头晕、恶心及头痛等术后体位综合征的发生率。

(二)术后护理

1.病情观察

密切监测患者生命体征的变化，观察伤口渗血情况。若伤口渗血，及时更换浸湿的敷料，估计并记录出血量。有颈部引流管者，观察引流液的量和颜色，固定好引流管，避免其受压、打折和脱出。监测患者体温，若有发热，协助医师查明原因，并遵照医嘱采用物理或药物降温。

2.体位

全麻清醒后可取半坐卧位，利于呼吸和切口引流。24小时内减少颈部活动，减少出血。变更体位时，用手扶持头部，减轻疼痛。

3.活动和咳痰

指导患者起身活动时可用手置于颈后以支撑头部。指导患者深呼吸、有效咳嗽。咳嗽时可护住伤口两侧，以减轻咳嗽时伤口压力，减轻疼痛。

4.饮食

麻醉清醒后，可选用冷流质饮食，减少局部充血，避免过热食物引起血管扩张出血，以后逐步过渡到半流食和软食。

5.并发症的观察与护理

(1)甲亢危象：这是甲状腺功能亢进最严重的并发症。主要表现为高热(体温常达39 ℃)、脉快(>160次/分)、烦躁、谵妄、大汗，常伴呕吐及腹泻，甚至出现昏迷或死亡。应严密观察患者生命体征及神志情况，发现异常及时处理。若发生甲亢危象，口服丙硫氧嘧啶、复方碘口服液以降低血中甲状腺激素浓度；应用普萘洛尔和氢化可的松以降低周围组织对甲状腺激素的反应；高热患者给予物理降温，避免用乙酰水杨酸类药物。纠正水和电解质紊乱，每天饮水量不少于2 000 mL，给予高热量、高蛋白、高纤维素饮食。做好各种抢救准备，预防吸入性肺炎。

(2)出血：一般发生于术后24～48小时内。甲状腺上动脉或较粗静脉的结扎线结脱落，以及腺体切面的严重渗血均是常见原因。术后常规将拆线所需无菌器械置于患者床旁。应密切观察血压、脉搏及伤口敷料情况，有无颈部迅速肿大、烦躁、呼吸困难等，有异常及时通知医师处理。必要时剪开缝线、清除淤血、结扎出血血管。

(3)呼吸困难或窒息：主要原因有出血、喉头水肿、气管塌陷、痰液阻塞、双侧喉返神经损伤等。应密切注意病情变化，床旁备气管切开包。若为出血，配合医师剪开缝线清除淤血；若为痰液阻塞，可给予雾化治疗，并行吸痰，无效时可做气管插管或切开；其他原因造成的，一般先行气管切开，然后进一步处理。

(4)喉返神经损伤：一侧喉返神经损伤可出现声音嘶哑，双侧喉返神经损伤可出现失音或严重的呼吸困难。一侧损伤可由对侧代偿，一般6个月内发音可好转；双侧损伤则需要做气管切开，以后进行手术修补。术后应观察患者声音是否嘶哑，认真做好安慰解释工作，遵医嘱适当应用促进神经恢复的药物结合理疗、针灸促进恢复。

(5)喉上神经损伤：喉上神经外支损伤时，可出现声调降低；内支损伤时，可出现饮水呛咳。发生后，要协助患者坐位或半坐位进食，试给半流质食物或半固体食物，避免快速吞咽，特别注意避免饮水时误吸，必要时应予以禁食。

(6)手足抽搐：甲状旁腺被误切或挫伤时，出现低血钙，使神经肌肉的应激性增高。轻症患者仅有面部、唇部、手足部针刺感，或手足抽搐、麻木、强直感；重症患者可出现面部肌肉和手足持续性痉挛，甚至喉与膈肌痉挛，可引起窒息死亡。术后听取患者主诉，监测血钙变化。患者饮食要限制含磷食物。轻者可口服补钙药物；在抽搐发作时，立即静脉注射5%或10%葡萄糖酸钙10～20 mL，以解除痉挛。

(三)健康指导

(1)医院手续办理流程指导。

(2)近期内避免进食过热、过硬等食物。

(3)拆线后适度练习颈部活动,防止瘢痕收缩。

(4)请按照医师开具的出院证明书上所描述的药物用法服用。

(5)请按照医师开具的出院证明书上的要求进行复诊。若出现伤口红、肿、热、痛、体温升高、心悸、手足震颤、抽搐等情况,及时到医院就诊。定期进行甲状腺功能的监测;若出现表情淡漠、记忆力减退、非凹陷性水肿等甲状腺功能低下的临床表现要及时就医;若发现颈部出现结节、肿块,需及时治疗。

二、主要护理问题

(1)疼痛与手术伤口有关。

(2)生活自理能力部分缺陷与手术有关。

(3)清理呼吸道无效与咽喉部及气管受刺激、分泌物增多以及切口疼痛不敢咳嗽有关。

(4)潜在并发症为出血和甲亢危象。

第二节 胃癌护理

胃癌是指发生在胃上皮组织的恶性肿瘤,是我国最常见的恶性肿瘤之一,发病率居各类肿瘤的首位。其发病原因不明,可能与地域环境、饮食生活习惯、遗传素质、精神因素等多种因素有关,也与胃的癌前疾病、癌前病变以及长期幽门螺杆菌(HP)感染等有一定的关系。早期胃癌多无明显症状,随着病情的发展,逐渐出现上腹部疼痛、食欲减退、呕吐、乏力、消瘦、幽门梗阻、代谢障碍以及癌肿扩散转移而引起的相应症状。治疗原则为早期进行根治术,辅以化疗。

一、护理措施

(一)术前护理

1.术前营养支持

因患者进食后常有胃部饱胀感及疼痛感,导致食欲减退,进食量过少。指导患者进食高蛋白、高热量、低脂肪、易消化和少渣的食物，少量多餐。若患者进食量过少，可给予静脉补液或肠内营养液支持。

2.合并幽门梗阻患者的护理

术前 3 天禁食，行胃肠减压、补液，每天 2 次用 3%温盐水洗胃，以减轻胃黏膜水肿，有利于术后吻合口的愈合。幽门不完全梗阻者，术前 3 天进流质饮食，每晚洗胃 1 次，术前 1 天禁食并给予补液。

3.合并贫血患者的护理

告知患者活动时注意安全，防止跌倒，必要时加床挡保护。嘱口服铁剂的患者勿空腹服药，以免刺激胃肠道。静脉补铁的患者注意观察回血，注射局部有无红肿，防止静脉炎发生。定时监测血红蛋白的变化。

4.心理护理

护士要主动与患者交谈，向患者耐心解释胃癌手术的必要性，鼓励患者表达自身感受和学会自我放松的方法，消除患者的顾虑和悲观情绪，增强患者对治疗的信心，使其能积极配合治疗和护理。

5.术前准备

术前 1 天准备同外科术前护理常规处理。

(二)术后护理

1.一般护理

同普外科术后护理常规处理。

2.胃肠减压的护理

保持胃管通畅，避免受压、打折而引起引流不畅，定时冲洗胃管，每次冲洗不超过 10 mL，冲洗时动作要轻柔，胃管不通及时通知医师。胃管要妥善固定，严防脱出。密切观察胃液的颜色、性质和量，并准确记录 24 小时胃液量。

3.肠外营养支持的护理

因术后禁食及胃肠减压期间引流出大量含有各种电解质的胃肠液，易造成水电解质、酸碱失衡和营养缺乏。术后需详细记录患者 24 小时出入量，给予输液肠外营养支持。

4.肠内营养支持的护理

对术中放置空肠造口管的患者，术后早期经喂养管输注肠内营养液，实施肠内营养支持，改善患者营养状况，促进肠功能早期恢复。妥善固定喂养管，防止脱出，应定时冲洗管道，以防管道堵塞，通常每次至少用 40～50 mL 生理盐水或凉白开水冲洗。冲洗时间为输注前后、给药前后、连续输注时，可 6～8 小时定时冲洗一次。

速度由慢到快，开始时为 20 mL/h，逐渐增加，最大速度为 100～125 mL/h。

5.并发症的观察

观察内容包括：①出血：术后 24 小时可以从胃管内抽出少量暗红色咖啡样胃液，一般不超过 300 mL，并逐渐减少。若胃管内短时大量引流出鲜红色胃液，每小时胃液量超过 100 mL，患者出现头昏、脉快、恶心、呕吐、黑便、血压下降，应考虑胃内出血。②吻合口瘘：常出现于术后 4～6 天内，表现为右上腹突然剧烈疼痛及腹膜刺激征，应注意腹痛及体温的变化情况。③胃排空障碍：患者胃管内胃液量没有逐渐减少，反而逐渐增多或患者进食后出现腹胀、恶心、呕吐，24 小时内无排气，提示患者为胃蠕动无力所致的胃排空障碍，应立即嘱患者禁食并通知医师。④倾倒综合征：由于胃大部切除后丧失了幽门括约肌，食物失去控制，未经与胃液充分混合即过快的进入空肠，呈高渗浓度，渗透作用将大量体液“吸收”到肠组织，使循环血量骤然下降，患者在进食后出现上腹胀痛，心慌、头晕、出汗、呕吐、腹泻、甚至虚脱。应立即使患者平卧，数分钟后可缓解。应向患者解释发生这种现象的原因。嘱患者少食多餐，饮食以高蛋白质、低碳水化合物为主，不宜吃过甜、过咸、过浓的饮食，就餐时限制饮水、喝汤，餐后平卧 20～30 分钟，多数可在半年到一年内逐渐自愈。

6.饮食护理

术后胃肠功能恢复，排气拔除胃管后可少量饮水，每次 4～5 汤勺，2 小时 1 次。若无不适反应，第二天可进清淡流质，每次 50～100 mL，2 小时 1 次，如米汤等。第三天改为半流质，每次 100～150 mL，如可食用稀粥等低脂肪半流质。第 10～14 天逐渐过渡到软食。

(三)健康指导

(1)保持心情舒畅，适量活动，避免劳累及受凉。

(2)饮食要有规律，早期要少量多餐，1 个月后可逐渐增加进食量。避免生、冷、硬、辛辣、酒等刺激性食物，不食易胀气的食物，忌过甜食物摄入，餐后卧床 20 分钟左右可预防倾倒综合征。

(3)定期复查，术后化疗期间定期门诊随诊。若有腹部不适、胀满等表现时，应随时复查。

二、主要护理问题

(1)焦虑与担心手术预后有关。

(2)疼痛与术后伤口有关。

(3)生活自理能力缺陷与术后留置引流管有关。

(4)摄入量低于机体需要量,与长时间禁食、手术创伤应激、胃容量减少、胃肠功能减退有关。

(5)活动无耐力与术后长时间卧床、禁食有关。

(6)潜在并发症为出血、吻合口瘘、胃排空障碍、倾倒综合征。

第三节　胃间质瘤护理

胃间质瘤(gastric stromal tumor,GST)是由胃壁肌间神经丛间质细胞产生,是较为少见的非上皮性肿瘤,具有潜在恶性倾向。可发生于胃壁的各层及各个部位,但以胃体部大弯侧多见,其次是胃窦部。肿瘤可分为良性、交界性、低度恶性及高度恶性4种程度。临床表现为上腹部不适、饱胀感或腹痛、消瘦、纳差,可伴腹部包块和上消化道出血。手术是胃间质瘤首选的治疗方式,其中双镜联合(腹腔镜+胃镜)保留贲门幽门的胃部分切除术是目前治疗胃间质瘤安全有效的方法,可避免传统手术的近远期并发症。

一、护理措施

(一)术前护理

1.术前营养支持

应少量多餐,给予高蛋白、高热量、富含维生素、易消化、无刺激的饮食。若患者进食量过少,可给予肠内营养或静脉输液。

2.心理护理

向患者耐心解释、安慰和鼓励,消除其悲观情绪,增强其对治疗的信心,使患者能积极配合治疗和护理。

3.术前准备

术前1天准备同外科术前护理常规处理。

(二)术后护理

1.一般护理

同外科术后护理常规处理。

2.胃肠减压的护理

同胃癌的护理。

3.营养支持

主要应用肠外营养支持，保证患者获取充足热量与液体，维持出入量平衡，防止电解质紊乱。

4.活动

鼓励患者术后早期床上活动，以促进胃肠蠕动，防止肠粘连。待病情许可，可过渡到床旁活动、病室内活动。活动以患者不感到疲乏为宜。

5.饮食护理

同胃癌的护理。

（三）健康指导

（1）避免过于劳累，戒烟酒。

（2）饮食要有规律，术后一个月内应少量多餐，禁食生冷刺激、腌熏油炸及粗纤维食物。一个月后可逐渐增加进餐量，减少进食次数。

（3）定期门诊随诊，如有不适及时就诊。

（4）恶性胃间质瘤患者应遵医嘱按时服用靶向治疗药物，如：伊马替尼或舒尼替尼。

二、主要护理问题

（一）焦虑

焦虑与担心手术预后有关。

（二）疼痛

疼痛与术后伤口有关。

（三）生活自理能力缺陷

生活自理能力缺陷与术后留置引流管有关。

（四）营养失调

营养低于机体需要量，与长时间禁食、手术创伤应激、胃容量减少、胃肠功能减退有关。

（五）活动无耐力

活动无耐力与术后长时间卧床、禁食有关。

第四节　胆囊结石护理

胆石形成的原因目前尚不明确，可能与代谢异常或胆道感染有关。胆石症分胆囊结石和胆管结石。其中胆囊结石的发病率高于胆管结石，胆固醇结石多于胆色素结石。本节主要讲胆囊结石护理。胆囊结石常伴有炎症，临床表现为右上腹痛、发热、恶心、呕吐，有时伴有黄疸。

一、护理措施

（一）术前护理

1.饮食

指导患者选用低脂肪饮食，因为高脂饮食可促进胆囊收缩，继而排出胆汁致使结石嵌顿而加剧疼痛。

2.术前用药

严重的胆囊结石发作性疼痛可使用镇痛剂和解痉剂如阿托品，但应避免使用吗啡，因吗啡可引起 Oddis 括约肌收缩，增加胆道内压力，可加重病情。

3.病情观察

应注意观察急性发作患者的体温、脉搏、呼吸、血压、尿量及腹痛情况，及时发现有无感染性休克征兆。注意患者皮肤有无黄染及粪便颜色变化，以确定有无胆管梗阻。

（二）术后护理

(1)症状观察及护理：定时监测患者生命体征的变化。通过患者神志及血压判断有无内出血。

(2)观察患者伤口敷料有无渗液、渗血。

(3)手术当天平卧位休息，术后第 2 天可于床边活动，逐渐过渡至正常活动。

(4)手术当天禁食、禁水，术后第 2 天可从低脂流质饮食逐渐过渡至低脂普食。

（三）健康指导

(1)进少油腻、高维生素、低胆固醇饮食。烹调方式以蒸煮为宜，不吃或少吃油炸类食物，多吃新鲜蔬菜和水果。

(2)适当体育锻炼，提高机体抵抗力。

(3)按照医师开具的出院证明书上的要求进行复诊，如果出现伤口红、肿、热、痛或腹部疼痛等情况及时到医院就诊。

二、主要护理问题

(一)疼痛

疼痛与手术伤口有关。

(二)知识缺乏

知识缺乏与缺乏术后饮食保健知识有关。

第五节 胆管结石护理

胆管结石根据病因不同，分为原发性胆管结石和继发性胆管结石。在胆管内形成的结石，称为原发性胆管结石，其形成与肝内感染、胆汁淤积、胆道蛔虫有密切关系，以胆色素结石或混合性结石为主。胆管内结石来自于胆囊者，称为继发性胆管结石，以胆固醇结石多见。

一、护理措施

(一)术前护理

1.饮食

指导患者选用低脂肪饮食，肝功能较好者给予高蛋白饮食，不能进食者给予静脉营养。

2.术前用药

严重的胆石症发作性疼痛可使用镇痛剂和解痉剂如阿托品，但应避免使用吗啡，因吗啡可引起 Oddis 括约肌收缩，增加胆道内压力，可加重病情。遵医嘱应用改善凝血机制药(维生素 K)及保肝药物。

3.病情观察

同胆囊结石术前护理中的病情观等。

(二)术后护理

1.症状观察及护理

定时监测患者生命体征的变化,注意有无血压下降、体温升高及尿量减少等全身中毒症状,及时补充液体,保持出入量平衡。

2.T 形管护理

胆总管探查或切开取石术后,于胆总管切开处放置 T 形管,目的是为了引流胆汁,使胆管减压。

(1)T 形管应妥善固定保持通畅,防止扭曲、脱落。

(2)保持 T 形管无菌,及时更换引流袋,下地活动时引流袋应低于引流管口水平,避免胆汁回流。

(3)观察并记录每天胆汁的引流量、颜色及性质,防止胆汁淤积引起感染。

(4)拔管:如果 T 形管引流通畅,胆汁色淡黄、清亮、无沉渣且无腹痛、无发热等症状,术后 10～14 天可夹闭管道。开始每天夹闭 2～3 小时,无不适可逐渐延长时间,直至全天夹管。在此过程中要观察患者有无体温增高、腹痛、恶心、呕吐及黄疸等。经 T 形管造影显示胆管通畅后,再引流 2～3 天,及时排出造影剂。经观察无特殊反应,可拔除 T 形管。

(三)健康指导

参考胆囊结石健康指导。

二、主要护理问题

(1)疼痛与结石导致胆总管梗阻平滑肌痉挛、手术对组织的损伤等有关。

(2)体温过高与感染扩散、胆道压力过高细菌和毒素入血等有关。

(3)有皮肤完整性受损的危险与胆盐沉积导致瘙痒有关。

(4)潜在并发症为感染性休克。

(5)生活自理能力缺陷与术后放置引流管有关。

(6)知识缺乏与缺乏术后饮食保健知识有关。

第六节　阑尾炎护理

阑尾炎是指发生在阑尾的炎症反应,分为急性阑尾炎和慢性阑尾炎。急性阑尾炎是常见的外科急腹症之一，以青壮年多见，男性发病率高于女性。

急性阑尾炎常见的症状有转移性右下腹痛，疼痛多开始于上腹部或脐周，位置不固定，数小时后转移并固定于右下腹，70%～80%的急性阑尾炎患者具有此典型症状；阑尾炎早期，患者可出现厌食、恶心和呕吐，部分患者还可发生腹泻或便秘；多数患者早期仅有乏力、低热，炎症加重可出现全身中毒症状，如寒战、高热、脉速、烦躁不安或反应迟钝等。阑尾穿孔引起腹膜炎时，可有心、肺、肾等器官功能不全的表现，若发生化脓性门静脉炎还可引起轻度黄疸。常见的体征有右下腹压痛、腹膜刺激征、右下腹包块等。慢性阑尾炎既往多有急性阑尾炎发作病史，表现为右下腹经常性疼痛，部分患者仅有隐痛或不适，剧烈运动或不洁饮食后可诱发急性疼痛。

一、护理措施

(一)术前护理

1.心理护理

在与患者和家属建立良好沟通的基础上，做好解释安慰工作，减轻他们的紧张焦虑情绪。讲解手术的重要性和必要性，以取得患者及家属的配合。

2.加强病情观察

定时测量生命体征，加强巡视，观察其腹部症状和体征。患者腹痛时，应及时通知医师，禁用吗啡等止痛剂，以免掩盖病情，延误治疗。

3.避免增加肠内压力

在疾病观察期间，患者应禁食、静脉补液，应用抗生素控制感染。禁服缓泻剂及灌肠，以免增加肠内压力，导致穿孔引起腹膜炎。

4.术前准备

对择期手术的患者，进行常规的术前宣教、备皮、配血及肠道准备。

(二)术后护理

1.卧位

全麻术后平卧位，清醒后即可垫枕，可半卧位，以减少腹壁张力，减轻疼痛，利于呼吸和引流。

2.生命体征的监测

术后予以心电监护 6 小时，定时测体温，有变化随时通知医师。

3.饮食

手术当天禁食，肠蠕动恢复后可进流食，逐渐过渡到普食，期间可适当给予静脉营养支持。

4.活动

为促进肠蠕动的恢复，减少肠粘连的发生，患者手术返回病房后即可鼓励患者床上翻身、活动，术后第一天协助患者下地活动。

5.并发症的观察

阑尾炎术后常见的并发症有切口感染、粘连性肠梗阻、出血等。

(1)切口感染：这是阑尾炎术后最常见的并发症，多见于化脓性或穿孔性阑尾炎。患者通常术后2～3天出现体温升高，切口局部胀痛、红肿，观察后及时通知医师处理。

(2)粘连性肠梗阻：与局部炎性渗出、手术损伤和术后长期卧床等因素有关。护士术后应多鼓励并协助患者活动。观察患者排气及肠蠕动情况，及时报告医师。若发生完全性肠梗阻，应手术治疗。

(3)出血：多因阑尾系膜结扎线脱落引起，一旦出血，患者会出现面色苍白，伴腹痛、腹胀、脉速、出冷汗、血压下降等休克症状。出现以上情况必须立即平卧、氧气吸入、静脉输液、输血，通知医师手术止血。

(三)健康指导

(1)保持良好的饮食、卫生及生活习惯，避免暴饮暴食，餐后不做剧烈运动，尤其不能跳跃、奔跑等。

(2)及时治疗胃肠道炎症或其他疾病，预防慢性阑尾炎的急性发作。

(3)告知患者术后近期内避免重体力劳动，特别是增加腹压的活动，以防形成切口疝。

(4)自我监测：发生腹痛、腹胀等不适时及时就诊。

二、主要护理问题

(一)疼痛

疼痛与阑尾炎症刺激腹膜有关。

(二)体温过高

体温过高与切口感染、腹腔感染有关。

(三)潜在并发症

潜在并发症粘连性肠梗阻与手术损伤和术后长期卧床有关。

第七节 肝癌护理

肝癌包括原发性肝癌和继发性肝癌(即转移性肝癌)。原发性肝癌是指发生于肝细胞与肝内胆管上皮细胞的癌变。继发性肝癌是指全身各器官的原发癌或肉瘤转移至肝脏所致的癌肿。国内外大量研究资料显示,肝癌发生的原因主要有以下几种:①病毒性肝炎,主要是乙型与丙型肝炎病毒感染;②黄曲霉毒素(AFT),以黄曲霉毒素B为最重要的致癌物质;③化学致癌物质,如亚硝胺和亚硝酰胺等;④酒精中毒;⑤遗传因素等。其首发症状以肝区疼痛最为常见。除此之外患者还会出现消化道症状,常常表现为食欲减退、腹胀、恶心、呕吐等。早期患者消瘦、乏力不明显,晚期患者可出现腹腔积液和黄疸,体重进行性下降,也可有出血、贫血、水肿等恶病质表现。晚期肝癌的患者肝脏呈进行性肿大、质地较硬、表面高低不平,有明显的结节或肿块。

一、护理措施

(一)术前护理

1.心理护理

由于对治疗方案及手术预后的顾虑,患者常有复杂的心理状态,如焦虑、恐惧或绝望。在做好对症护理以减轻患者痛苦的同时,应对患者多加体贴及安慰。

2.注意观察病情的突然变化

原发性肝癌破裂出血时,突然发生急性腹膜炎及内出血,部分患者可发生上消化道大出血、肝性脑病等,少数患者亦可因胆道出血而表现出上消化道出血症状。

3.改善肝功能及全身营养状况

术前应注意休息,并积极纠正营养不良、贫血、低蛋白血症及凝血功能障碍,采取有效保肝措施。

4.手术的相关准备

术前常规禁食、禁水6～8小时,目的是防止麻醉或手术中呕吐而引起窒息或吸入性肺炎。术前一天给予肠道准备和备皮。手术当天遵照医嘱放置胃管和尿管。

(二)术后护理

1.严密观察病情变化

严密监测患者生命体征、意识变化。记录患者出入量。观察患者电解质、酸碱平衡指标的测定结果以及肝、肾功能检查的结果。若有异常,及时通知医师,给予处理。

2.伤口护理

严密观察患者伤口敷料,注意有无渗血、渗液情况的发生,若有异常及时通知医师,给予相应处理。

3.引流管护理

应保持各种引流管通畅,妥善固定。详细观察并记录引流量和内容物的性状以及变化情况,若有异常,及时通知医师给予处理。每天更换引流袋时,注意无菌操作。

4.适量活动

术后鼓励患者活动,但要循序渐进,注意安全。一般不宜过早起床活动,尤其是肝叶切除术后过早活动,易致肝断面出血。但可卧床活动。鼓励深呼吸及咳嗽,防止肺炎、肺不张等并发症的发生。

5.采取保肝措施

广泛性肝叶切除或肝血管血流阻断术后应间歇性吸氧 2～4 天,吸氧可以促进肝脏组织的恢复。应用保肝药,可输入适量血浆、白蛋白、氨基酸等。

6.营养支持

术后患者禁食、禁水,给予输液支持。待胃肠功能恢复后嘱其遵医嘱逐步进流食、半流质饮食、普食。

7.警惕并发症出现

特别是广泛性肝叶切除后易发生诸多并发症,其死亡率甚高。

(1)腹腔内出血:因凝血机制障碍或肝叶切除后肝断面的血管出血引起。

(2)胃肠出血:肝癌多有肝硬化,术后因诱发门静脉高压,导致食管曲张静脉破裂,引起胃肠出血。

(3)腹腔积液:因肝功能不良、低蛋白血症所致。

(4)胆汁渗漏:因肝断面组织坏死或小胆管结扎线脱落所致,可引起胆汁性腹膜炎。

(5)腹腔感染:因腹腔渗血、渗液、引流不畅所致。

(三)健康指导

(1)戒烟,戒酒。

(2)遵医嘱适当休息,劳逸结合。

(3)调节饮食,加强营养。

(4)遵医嘱用药。

(5)定期随诊复查,了解肝功能变化及病情复发情况。术后还应注意甲胎蛋白追踪检查结果,或注意观察有无肝癌的转移。

二、主要护理问题

(1)焦虑:与疾病和手术有关。

(2)知识缺乏:与不了解手术相关知识有关。

(3)疼痛:与手术伤口有关。

(4)清理呼吸道无效:与全麻气管插管、留置胃管有关。

(5)生活自理能力部分缺陷:与术后留置引流管有关。

(6)潜在并发症:出血、感染、肝性脑病。

(7)营养失调:营养低于机体需要量,与肝功能不良,胃肠消化吸收功能不良有关。

第八节 肝囊肿护理

肝囊肿是一种常见的肝脏良性病变,分为真性肝囊肿(也称先天性肝囊肿)和假性肝囊肿(由炎症、创伤、寄生虫所致),可单发也可多发,其中以先天性肝囊肿最为常见。先天性肝囊肿是由于胚胎时期肝内胆管或淋巴管发育异常造成的;假性肝囊肿可能是肝脏管道发生退行性改变的结果。先天性肝囊肿生长缓慢,小的囊肿可无任何症状,临床上多数是在体检 B 超时发现,当囊肿增大到一定程度时,可因压迫邻近脏器而出现症状,常见有食后饱胀、右上腹不适和隐痛等。少数可因囊肿破裂或囊内出血而出现急腹症。体检时右上腹可触及肿块和肝大,肿块随呼吸上下移动,表面光滑,有囊性感,无明显压痛。

一、护理措施

(一)术前护理

1.心理护理

患者因对手术不熟悉,恐惧心理时断时续,护士要耐心细致宣传教育,介绍术后的患者进行现身说教,缓解其心理压力,为手术做准备。

2.各种检查护理

患者入院后会进行相关检查,护士要及时详细地向患者介绍检查的目的、方法、作用,使患者积极配合检查。

3.手术的相关准备

术前常规禁食禁水6～8小时,目的是防止麻醉或手术中呕吐而引起窒息或吸入性肺炎。术前1天给予肠道准备,给予备皮,清洁脐部并用棉签蘸汽油擦拭,再用湿棉签清洁干净。手术当天遵照医嘱放置胃管和尿管。

(二)术后护理

1.生命体征的监测

手术后定期监测血压、脉搏、呼吸、体温,如有异常,及时通知医师给予处理。

2.体位选择

全麻患者未清醒前应去枕平卧,头偏向一侧,保持呼吸道通畅,完全清醒后可垫枕。第一天取半坐位,第二天可床旁活动。

3.伤口护理

认真观察并记录伤口敷料有无渗血、渗液,术后若有恶心、呕吐、咳嗽,应用双手压迫伤口,以减轻伤口张力。

4.引流管护理

同外科护理常规处理。

5.术后活动

患者术后由于伤口疼痛或内心恐惧常不敢活动,术后当天应鼓励患者床上翻身,并协助患者床上被动肢体活动。患者适当多活动,一方面可促进排气,另一方面可预防静脉血栓形成。之后按照床旁坐起、床旁活动、下地活动的顺序循序渐进。活动时要注意保护患者的安全。

(三)健康指导

(1)出院后在整洁舒适的环境中休息1～2周,保持心情舒畅。

(2)术后恢复期选择丰富纤维素、蛋白质的饮食,以补充能量增强体质。

(3)术后可适当增加体育锻炼,避免过劳过累。

(4)伤口如出现红肿、有硬结、疼痛或发热症状时可能为伤口感染,需及时就诊。

(5)定期复查。

二、主要护理问题

(一)疼痛

疼痛与手术创伤有关。

(二)知识缺乏

知识缺乏与缺乏疾病和手术的相关知识有关。

(三)潜在并发症

(1)腹腔内出血与手术创伤有关。

(2)感染与手术创伤有关。

第九节 肝移植护理

肝移植术是将一个个体的肝脏通过外科手术植入到另一个体体内的方法。实施肝脏移植的主要目的是延长患者生存时间和改善患者生活质量。适应证:①良性终末期肝病;②肿瘤性疾病;③先天性、代谢性肝病。

一、护理措施

(一)术前护理

(1)采集样本:协助采集各项血液标本,留取各项微生物学检查标本,帮助患者完善各项实验室检查和辅助检查。

(2)监测生命体征:测量体温至少1次/天;量血压1次/天,测量前休息10~15分钟。观察患者神志和情绪的变化,及时发现肝性脑病的早期表现。

(3)指标监测:如果患者有腹腔积液、低蛋白血症,则需要每天测量腹围一次;应用利尿剂的患者需要每天监测尿量。

(4)免疫抑制药应用:手术前开始口服环孢素 17.5 mg/kg 或静脉滴注 5 mg/kg。

(5)术前饮食指导:指导患者选择低脂、高维生素、易消化的食品。

(6)手术的相关准备:①术前 12 小时禁食,6 小时禁水。②给予患者口服抗生素,以抑制肠道细菌,术前晚给予清洁灌肠。③皮肤准备:每天观察患者皮肤、黏膜有无出血点、淤血等皮下出血的表现。有黄疸的患者注意观察皮肤、黏膜黄疸有无加重。手术前备皮范围上自下颌、下至大腿上 1/3,两侧至腋后线。

(7)心理护理:向患者及家属进行健康宣教,解除思想顾虑,取得配合。

(二)术后护理

1.监测生命体征

监测生命体征包括心电图、血压、体温、脉搏、呼吸等的监测。术后 24 小时内密切观察各项生命体征。拔除气管插管后仍然注意观察呼吸频率、血氧饱和度、呼吸音、痰液性状的变化,以便及时发现肺水肿的表现。

2.监测神志和情绪变化

术后 48 小时内每 4 小时测量一次患者的瞳孔大小,之后注意观察患者的神志变化和情绪波动,以便及早发现原发性移植肝脏有无功能。

3.监测肾脏功能

术后 3～7 天内,严密观察尿量,每小时记录一次尿量;每天监测尿比重、血肾全等实验室检查指标。

4.保持出入量平衡

应用微量泵输入液体,保证入量准确。准确记录各项出入量,每 4 小时计算 1 次出入量平衡。术后 4～5 天后可逐渐改为每 12 小时计算 1 次出入量平衡。

5.观察引流液的变化

每 6 小时记录 1 次 T 形管引流量,要密切观察胆汁量和质的变化。如果胆汁量突然减少或颜色转为清亮等应及时通知医师。其他腹部引流管接闭式引流袋,每天记录 1 次引流量。典型的引流液是浆液性的,部分为血性;若可疑为新鲜出血,应每小时记录一次引流量。若引流量＞200 mL/h,应及时通知医师,准备再次手术。引流液偶尔为乳糜性的,可能发生于腹腔动脉周围剥离较多的患者,应及时对症补充患者丢失较多的血浆蛋白。

6.预防感染,严格保护性隔离

(1)每天早、晚(8 am～2 pm)各通风一次,每次 30 分钟。

(2)每天早、晚用消毒液分别擦地 1 次(8 am～2 pm),擦病室内物品表面 1 次。擦地时用倒退式擦法,先擦内间,再擦外间。使用浓度 1‰～3‰的洗消净消毒,即 1 000 mL 水中加入 5～15 mL 洗消净。

(3)病室每天用紫外线消毒 4 次,每次 30 分钟(6 am、2 pm、6 pm、10 pm)。照射时保护好患者的眼睛、面部、皮肤,给予适当遮盖。

(4)进入病室前穿鞋套,戴好帽子、口罩,穿好隔离衣,将手消毒后,方可进入。应尽量减少进出病室的次数。

(5)肝脏移植患者用物与其他患者用物严格分开,主管护士领回药品后拆除外包装无外包装的药品由主管护士放入酒精盒内,擦拭后交给肝脏移植护士。

(6)所有经外递入房间中的物品需用 70%乙醇擦拭物品表面后方可拿入房间内。

(7)家属探视时要穿隔离衣,有感冒者谢绝探视,探视时间每天 30 分钟。

(8)所有输液管路、注射泵管、三通应每天更换 1 次,若有污染、阻塞应及时更换。口服药需放入一次性口杯中,给药后即扔掉。各项操作严格遵守无菌原则。

(9)肝脏移植患者专用的方纱鼓、纱球鼓、持物钳应每天更换一次。

(10)患者用的便盆、量杯每天用 0.5‰洗消净浸泡消毒 1 次,每次 30 分钟。

7.肝脏移植术后主要并发症的表现和观察要点

(1)出血:表现为穿刺点周围渗血、瘀斑增大,穿刺后按压时间延长,全身皮肤出现皮下出血;引流液颜色转红,量增多;血压下降、呼吸增快等。

(2)肝动脉栓塞:表现为高热,右腹疼痛,轻至中度的血转氨酶升高,胆汁分泌减少或停止,腹部彩色超声波检查可以确诊。

(3)原发性肝脏无功能:患者表现为昏迷、凝血功能不良、胆汁分泌停止、进行性低血糖、酸中毒、高钾血症、休克、急性呼吸窘迫综合征(ARDS)等情况。

(4)急性排斥反应:患者表现为烦躁、高热、全身乏力、厌食、右上腹痛、背痛,血转氨酶、SGOT、SGPT、胆红素升高,以及肝大、胆汁清亮等情况。

(5)感染:观察体温、血白细胞计数。

8.饮食

排气后即可给予流质饮食,然后根据患者情况逐渐恢复正常饮食。嘱患者选择含低脂、高维生素、易消化的食品。

(三)健康指导

(1)戒烟、戒酒,保持心情愉悦。

(2)为了避免急性排斥反应、复发性肝病以及相关并发症,必须严格遵照医嘱服药。

(3)T形管护理,要求术后每天进行无菌操作更换引流袋,严格记录引流量,妥善固定引流袋位置,不能高于置管点。若有异常,及时与医师联系。

(4)做好防护,预防感染,讲究个人卫生,室内经常通风换气。

(5)做好口腔护理,选择柔软牙刷,以防损伤牙龈,饭后及时刷牙并用抗菌漱口液漱口。若有义齿,饭后彻底清洗干净。

(6)定期门诊复查随诊。

二、主要护理问题

(1)焦虑与疾病和手术有关。

(2)知识缺乏与不了解手术相关知识有关。

(3)疼痛与手术伤口有关。

(4)生活自理能力部分缺陷与术后留置引流管有关。

(5)潜在并发症为出血、感染、肝性脑病。

第十节　骨髓炎护理

骨髓炎是骨组织受到细菌侵袭引起的急性或慢性炎症。最常见的致病菌是金黄色葡萄球菌。感染部位多发生在胫骨和股骨,可保守治疗和手术治疗。手术的目的是清除病灶并放置冲洗管进行病灶冲洗,一根为入管,一根为出管,接负压吸引,用生理盐水或加入抗生素滴入,将手术清除的坏死组织冲洗干净,清除炎症,促进伤口愈合。

一、护理措施

(一)术前护理

1.心理护理

由于疾病病程长,治疗时间长,患者常伴有焦虑等情绪,因此需加强心理护理。经常巡视病房,多和患者交谈,与患者建立平等、尊重、信任和合作的人际关系。了解患者不同的心理特点和状态,有目的地制订心理护理措施,改变患者的心理状态,使其树立战胜疾病的信心,促进康复。

2.加强营养

此手术的患者多伴有感染的全身症状,若出现高热、体质消耗、抵抗力下降的情况，应给予高蛋白、高维生素饮食。

3.对症治疗

疼痛时口服镇痛药，高热时给予物理降温或药物降温，嘱患者多饮水，严重者给予补液等全身支持治疗，增加抵抗力。

4.控制感染

遵医嘱静脉应用抗生素，控制感染。

(二)术后护理

(1)根据病情监测患者生命体征。

(2)冲洗液瓶上要有明显的外用标记，与静脉液体分开放置。

(3)保持冲洗管道的畅通，准确记录冲洗的出入量，保持出入量的平衡。一般持续24小时冲洗。

(4)术后24小时伤口渗血较多，应较快滴入冲洗液，避免渗血凝固或脱落的坏死组织堵塞管腔。24小时后可保持正常的冲洗速度60～80滴/分。

(5)在进行相关操作时严格执行无菌操作。

(6)如有管道堵塞、漏液应及时排除，通知医师予以处理。

(7)积极指导患者进行相应的功能锻炼。

二、主要护理问题

(一)焦虑

焦虑与疾病有关。

(二)疼痛

疼痛与疾病有关。

(三)体温过高

体温过高与感染有关。

第十一节 气胸护理

任何原因使胸膜破损，空气进入胸膜腔的情况都称为气胸。此时胸膜腔内压力升高，甚至负压变成正压，使肺脏压缩，静脉回心血流受阻，产生不同程度的肺、心功能障碍。气胸分闭合性气胸、开放性气胸、张力性气胸3类。临床表现为胸闷、呼吸困难、发绀以及气管、心脏向健侧移位、伤侧呼吸音弱等，张力性气胸常有休克、重度呼吸困难、发绀、颈部皮下及纵隔气肿明显。

一、护理措施

(一)术前护理

(1)监测生命体征，注意是否合并其他脏器损伤，若有损伤应立即抢救。

(2)保持呼吸道通畅，立即给予氧气吸入3～5 L/min。

(3)嘱患者禁食、禁水，做好胸外科术前常规准备。

(二)术后护理

(1)体位：清醒后半卧位，鼓励患者咳嗽，促使肺复张。

(2)观察出血倾向：保持胸腔引流管通畅(见支气管肺癌之胸腔引流管护理)。

(3)预防肺不张：呼吸治疗，术后第1天晨始给予雾化吸入、拍背咳痰，指导患者练习深呼吸、吹气球。

(4)饮食：清醒后进流食，第2天进普食，应食用易消化、高蛋白质、高营养、富含维生素及纤维素的食物。

(5)休息：给予适量镇痛剂，保证患者休息。

二、主要护理问题

(一)低效性呼吸型态

低效性呼吸型态与肺萎陷有关。

(二)体液不足

体液不足与损伤、胸腔引流有关。

(三)疼痛

疼痛与手术切口、胸管刺激有关。

(四)心排血量减少

心排血量减少与张力性气胸、体液丢失有关。

第十二节 肾移植护理

肾移植术是将同种异体肾植入患者的体内，代替已丧失功能的病肾，也称同种异体肾移植。经血液透析或腹膜透析治疗无感染、高血压被控制、电解质平衡、有手术指征者以及经配型合格的慢性肾衰患者，可行同种异体肾移植术。慢性肾衰竭的发病原因主要有以下几个：肾性肾衰是由肾脏本身病变引起。肾前性肾衰是由于严重脱水、失血、感染、外伤等原因引起的休克造成的急性肾衰竭导致的。肾后性肾衰是由于肿瘤、前列腺增生、神经源性膀胱、尿路结石等原因导致尿路梗阻而引起的。

一、护理措施

（一）术前护理

（1）心理护理：详细评估患者对疾病的心理冲突程度及对接受肾移植的心理准备，通过护理活动与患者建立良好的护患关系，鼓励患者接受现实。向患者讲解有关肾移植的相关知识及术后应注意的问题，以解除顾虑和恐惧，增强信心。

（2）外科术前一般护理。

（3）术前常规检查及配型：术前查 HLA（人类白细胞抗原）、淋巴细胞毒及 PRA（抗群体反应性抗体）。

（4）血液透析（或腹膜透析）：充分有效的透析治疗可减轻氮质血症，纠正水、电解质和酸碱平衡紊乱，减少体内水钠潴留，控制高血压，改善心功能。规律透析时间一般在 3 个月以上，使机体处于较“理想”状态。术前 24 小时以内必须增加透析一次。

（5）纠正贫血，增加免疫耐受力：以输血细胞或新鲜血为宜。陈旧血内钾离子含量高，易导致钾过多，对肾衰患者尤要注意。

（6）预防感染：有感染灶者不可手术，必须完全清除。咽拭子培养和清洁中段尿培养为阴性者，方可手术。

（7）配足术中用血，并急查血电解质，作为与术后对照的指标，观察疗效。

（8）卫生宣教：评估患者的一般情况，并向患者及家属做简短宣教。术后患者所住房间实行保护性隔离，谢绝家属探视及陪伴，患者由护士专人护理，防止感染。将呼叫器使用方法告诉患者，家属留好联系电话，取得理解与支持。

(9)术前应口服免疫抑制剂。如术前晚口服吗替麦考酚酯 500 mg，第 2 天上手术台前再口服吗替麦考酚酯 500 mg，以减轻术后排异反应。

(10)患者房间进行紫外线照射消毒。每天 3 次，每次 30～60 分钟。

(二)术后护理

1.专人护理

术后执行保护性隔离，设专人护理。

2.严密监测生命体征

持续心电、血氧、血压监测，每小时测量 1 次，术后第 2 天血压平稳，改为4 小时测量 1 次。

3.尿液的观察

(1)多尿期的护理：肾移植术后常有 3～5 天的多尿期，尿量最多者可达 8 000 mL/d，将尿管接一次性精密储尿器，测量每小时尿量。严密观察出入量变化，及时调整输液速度及量，维持水、电解质平衡，遵循“量出为入”的原则，24 小时出入总量差额不超过 1 500 mL。

(2)少尿与无尿期护理：当尿量＜30 mL/h 时，通知医师给予必要的处理，少尿的原因可能为低血压、移植肾血流灌注不良、肾后性梗阻、急性肾衰、急性排斥、尿外渗等。

(3)尿的颜色及比重：术后最初 3 天内可有轻度的血尿，属正常现象，但要保持尿管通畅，适当减少翻身活动及移植肾侧屈腿次数。尿比重与尿量成反比，与尿中固定成分成正比。

(4)严密观察病情：为预测肾移植术后是否发生排斥反应，严密观察病情尤为重要。常见的排斥症状及体征有：体温突然升高至 38.5 ℃以上(但要除外应用免疫抑制剂的不良反应)并多发生在凌晨 4～5 时；移植肾区胀痛，尿量显著减少，体重增加，血压升高，检查发现移植肾明显肿大，个别患者出现精神症状，如烦躁不安、精神恍惚、过激行为、自行拔引流管等。以上症状同时出现或仅出现若干项。对任何一项症状的出现，护理人员都应及时与医师取得联系，以便对排斥反应早做诊断。

4.应用免疫抑制药物的注意事项

免疫抑制剂可预防和减少排斥反应的发生，提高移植肾存活率，但应掌握药物的不良反应。目前临床常用的药物如舒莱(巴利西单克隆抗体)等，用药过程中，应注意用药前半小时给予地塞米松 5 mg 静脉入壶，舒莱入 0.9%生理盐水

100 mL中慢滴,半小时之内输完。

5.各种管道护理

术后常留置肾上极、肾下极引流管各一根及尿管,分别妥善固定,保持通畅,注意引流液的颜色和量。若引流量突然增加,颜色呈尿色,提示有尿瘘发生的可能,应保持充分引流。

6.预防感染

患者因应用免疫抑制剂,抵抗力低下,容易发生感染,需积极防治。用紫外线等定时消毒室内空气,每天3次,保持温度、湿度适宜;口腔护理,应用复方硼酸溶液漱口,饭前、饭后均要漱口。已进食者,鼓励患者生食大蒜,起到杀菌作用。若有真菌感染引起的口腔炎,可使用1%过氧化氢溶液漱口。对病毒引起的疱疹,可口服阿昔洛韦100～200 mg,每天3次;每2小时翻身、拍背1次,帮助按压伤口,鼓励患者咳痰,给予雾化吸入,每天2次,雾化器需专人专用,预防交叉感染;女患者会阴冲洗,男患者用聚维酮碘棉球擦拭尿道口,每天2次,保持局部清洁。鼓励患者多饮水,严格记录入量,保持出入量平衡。更换尿袋或放尿液时应无菌操作,预防泌尿系统感染。肾移植患者皮肤干燥,脱屑,每天清洁皮肤2次,勤换衣裤,保持床单平整,清洁,防止皮肤破溃。观察伤口敷料,若有渗血、渗液,通知医师,及时更换,保持干燥,遵医嘱应用抗生素。

7.饮食护理

术后肠蠕动恢复后,可进流食,逐步改为半流质、普食。移植肾功能恢复,血肌酐正常后,鼓励患者进食高蛋白质、高热量、富含维生素的低脂饮食。尿量多时,可不限制盐的摄入。

8.保持大便通畅

观察患者排便情况,如术后3天未解大便,应给予少量缓泻剂,避免用力排便,腹压增高,造成移植肾血管破裂。

9.动静脉外瘘护理

动静脉外瘘可作为移植肾未完全恢复功能前挽救生命的一条途径。因此,即使行肾移植术,仍应完好保留动静脉外瘘,禁止在此肢体测血压、抽血及输血,可做布套加以保护,但松紧适中。

(三)健康指导

(1)观察排异反应:肾移植术后,排斥反应是一个漫长的过程,随时都有可能发生,向患者及家属讲明,引起重视,取得合作,术后3个月以内以轻度劳动为宜,终生不可负重。

(2)自我监测血压、尿量、体重。

(3)预防感染:因终生服用免疫抑制剂,抵抗力相对低,建议不去公共场所,防止交叉感染,小伤口及时处理。感冒及时治疗,防止发生肺部感染。

(4)用药指导:对于肾移植患者来说,抗排异药应终身服用。抗排异药应定时、定量服用,不得漏服。慎用对肾脏有损害的药物,应遵医嘱服用。应用免疫抑制药物需定期监测血药浓度,防止药物中毒。

(5)养成良好的生活习惯。禁烟、禁酒,建立良好的睡眠习惯。

(6)定期复查,监测移植肾功能。早期发现排异征兆,早期治疗。

二、主要护理问题

(一)恐惧

恐惧与不了解手术相关知识有关。

(二)知识缺乏

知识缺乏与缺少相关知识来源有关。

(三)生活自理能力缺陷

生活自理能力缺陷与保护性隔离,术后卧床有关。

(四)潜在并发症

(1)感染与应用免疫抑制剂有关。

(2)尿瘘与手术有关。

(3)出血与手术有关。

第十三节　前列腺癌护理

前列腺癌在欧美很常见,是男性主要的恶性肿瘤。我国过去很少见,近年来前列腺癌病例有所增多。在前列腺特异性抗原(PSA)出现之前,除非转移病变已有临床表现,前列腺癌在临床上无任何表现,前列腺癌的诊断靠指检。

一、护理措施

(一)心理护理

认真听取患者的主诉,发现问题,及时解决。向患者介绍成功病例,加强患者战胜疾病的信心。

(二)肠道准备

(1)前列腺近距离治疗术肠道准备:术前一天口服酚酞片 2 片,术晨开塞露 1 支置肛。

(2)前列腺癌根治术肠道准备:术前 3 天开始禁食补液。术前两天开始肠道准备,给予导泻药(和爽)口服,2 次/天,直至解出无渣便。术前 1 天禁水。

(3)严密观察病情变化。

(4)预防骨折:合理安排患者卧位,预防患者坠床,加强对患者的巡视,预防外伤。

(5)生活护理:患者卧床期间,护士经常巡视,做好生活护理,满足患者的基本生活需要。

(6)近距离内放射治疗术后护理:①密切观察患者生命体征。②保持尿管通畅。③密切观察穿刺点有无渗血。④密切观察有无粒子走失,若发现有遗失的粒子,采集后放入铅罐中保存。⑤避免孕妇及儿童近距离接触患者。

(7)双侧睾丸切除术后护理:①密切观察患者生命体征。②保持尿管通畅。③密切观察伤口有无渗血、水肿。④协助患者翻身,防止背部皮肤长期受压。

(8)健康指导:定期复查 PSA 值,按时用药。

二、主要护理问题

(一)疼痛

疼痛与骨转移有关。

(二)骨折

骨折与全身骨转移有关。

(三)排尿异常

排尿异常与现有疾病有关。

(四)知识缺乏

知识缺乏与缺乏疾病及其防护知识有关。

第十四节　睾丸肿瘤护理

睾丸肿瘤占男性恶性肿瘤的1%～2%，分为原发性和继发性两类。绝大多数为原发性，分为生殖细胞肿瘤和非生殖细胞肿瘤两大类。生殖细胞肿瘤发生于曲细精管的生殖上皮，占睾丸肿瘤的90%～95%，睾丸癌的主要临床表现为睾丸呈不同程度肿大，有时睾丸完全被肿瘤取代，质地坚硬，正常的弹性消失。早期表面光滑，晚期表面可呈结节状，可与阴囊粘连，甚至破溃，阴囊皮肤可呈暗红色，表面常有血管迂曲。做透光试验检查时，不透光。若为隐睾发生肿瘤多于腹部、腹股沟等处扪及肿块，而同侧阴囊是空虚的，部分睾丸肿瘤患者同时伴有鞘膜积液。有的尚属正常或稍大，故很少自己发觉，往往在体检或治疗其他疾病时被发现，部分患者因睾丸肿大引起下坠感而就诊。晚期出现转移者可出现相应转移灶症状。

一、护理措施

（一）术前护理

（1）一般护理：同外科术前护理常规。

（2）饮食护理：患者久病后导致体质衰弱，热量和蛋白质消耗较多，可通过补充饮食营养和水分来调理。睾丸癌患者每餐应适当配备富有高热量、高蛋白、高维生素的食物，绝对戒烟和禁止酗酒，避免食用刺激之物。

（3）心理护理：由于患者发病年龄轻，患者的精神负担之重可想而知，容易悲观、厌世。一方面，患者自身应坚强面对疾病，树立战胜癌症的坚定信念，避免出现消极情绪。另一方面，患者的好友亲属应多给予鼓励，家人要随时观察并与患者沟通思想，重视其心理活动，时时关心、安慰患者，要耐心倾听患者的诉说，使患者感到亲人的温暖，避免情绪波动，消除顾虑，保持心情舒畅，合理安排生活起居，维持患者生存的希望。

（4）肠道准备：睾丸切除术者，术前一天口服酚酞片2片，术晨开塞露1支置肛；根治性睾丸切除术行腹腔镜腹膜后淋巴结清扫术者，术前3天开始禁食、补液。术前2天开始肠道准备，予导泻药（和爽）口服，2次/天，直至解出无渣便。两者术前1天均需禁水。

（二）术后护理

（1）一般护理：同外科术后护理。

（2）心理护理：如行腹膜后淋巴结清扫，因手术较大，并发症较多，应加强巡视患者，多关心患者，鼓励患者早日战胜疾病，增加信心。

（3）观察伤口情况：术后注意观察伤口有无渗血，若有异常，及时通知医师给予换药。

（4）尿管护理：保持尿管通畅，观察尿液的量与颜色。

（三）健康指导

（1）增强体质，加强身体锻炼。

（2）多进食高蛋白、高维生素、营养丰富的食物，促进身体康复。

（3）定期复查。根据医嘱术后进行复查，早期发现转移灶症状。

二、主要护理问题

（一）焦虑

焦虑与疾病有关。

（二）知识缺乏

知识缺乏与缺乏相关疾病知识来源有关。

第十五节 颅脑损伤护理

颅脑损伤是暴力直接或间接作用于头部引起颅骨及脑组织的损伤，可分为开放性颅脑损伤和闭合性颅脑损伤。颅底骨折可出现脑脊液耳漏、鼻漏。脑干损伤时可出现意识障碍、去大脑强直，严重时发生脑疝危及生命。颅脑损伤的临床表现为意识障碍、头痛、恶心、呕吐、癫痫发作、肢体瘫痪、感觉障碍、失语及偏盲等。重度颅脑损伤以紧急抢救、纠正休克、清创、抗感染及手术为主要治疗方法。

一、护理措施

（一）术前护理

（1）严密观察患者生命体征及意识、瞳孔、肢体活动情况，意识障碍时采用格拉斯哥评分评判意识，及时判断患者是否出现休克、脑疝。

(2)迅速建立静脉留置针通路,脑疝患者立即静脉快速输入脱水药,观察脱水后利尿效果及有无少尿、无尿等肾功能受损征象。

(3)做好准备工作:积极做好手术前患者的各项工作,如剃头、清洁头部皮肤、禁食、禁水、配血等。

(4)保持呼吸道通畅:重度颅脑损伤患者伴有不同程度的意识障碍,应采取侧卧位或头高位,头偏向一侧,以利于呼吸道分泌物排出,防止呕吐物误吸引起窒息。舌后坠阻塞呼吸道时,应放置口咽通气管,必要时可行气管插管或气管切开。

(5)纠正休克:开放性颅脑损伤引起失血性休克时,应使患者保持平卧,注意保暖,补充血容量。

(6)预防颅内感染:有脑脊液耳漏者,头偏向患侧,以便引流,防止脑脊液逆流造成颅内感染。开放性颅脑损伤应及时清创和常规应用抗生素。有脑脊液耳、鼻漏者,要注意保持耳、鼻腔及口腔清洁,尽可能避免挖鼻孔、打喷嚏和咳嗽,严禁填塞或用水冲洗耳、鼻以及经鼻吸痰和置胃管,以免引起逆行感染。定时测体温,密切观察有无颅内感染征象。

(二)术后护理

1.卧位

术后均应抬高床头15°～30°,以利于静脉回流,减轻脑水肿。

2.观察病情

定时监测意识、瞳孔、生命体征等,做好记录。

3.高热护理

感染或脑损伤易引起高热,应查明原因。体温高时应及时给予降温,保持体温在正常或接近正常范围内。可采用药物及物理降温。对中枢性高热多以物理降温为主,如酒精擦浴、冰袋物理降温或应用冰毯、冰帽;必要时行冬眠疗法。

4.预防并发症发生

首先,加强基础护理。昏迷患者要注意保暖,每2小时叩背排痰1次,清理呼吸道,预防坠积性肺炎。每2小时翻身1次,保持床单清洁、干燥,翻身时按摩骨突部位,必要时外贴水胶体敷料予以保护,也可使用电动气垫床,做好皮肤护理,防止发生压疮。躁动患者谨慎使用镇静剂,应设专人守护,给予适当约束,防止坠床等意外发生。

5.冬眠疗法护理

冬眠疗法是采用冬眠药物和物理降温的方法使机体处于低温状态。广泛脑挫裂伤、脑干及下丘脑损伤伴有中枢高热者，采用此疗法，以达到镇静、安眠、减低脑组织新陈代谢、提高脑组织对缺氧的耐受力，进而保护受伤脑组织，减轻脑水肿的目的。常用药物有冬眠Ⅰ号、Ⅱ号、Ⅳ号合剂。护理时应注意以下几点。

(1)遵医嘱选用适当的冬眠合剂，待自主神经受到充分阻滞、机体御寒反应消除，患者进入昏睡状态后，再加用物理降温措施。因为没有冬眠药物的保护，36 ℃以下的体温可使机体产生寒战，增加机体耗氧，并消耗热能。降温以肛温32～34 ℃为宜，冬眠时间一般为3～5天。

(2)患者房间应保持安静，光线较暗，室温在18～20 ℃。有专人看护，并备好急救药品和物品。患者应平卧，搬动患者或翻身时，动作要轻柔、缓慢，以防止发生体位性低血压。

(3)治疗前观察并记录患者的生命体征、意识及瞳孔等，以比较治疗前后症状变化。治疗期间严密观察病情，特别是血压和体温的变化，发现异常及时采取措施。

(4)冬眠药物最好经静脉泵入，以便通过调节泵速控制冬眠的深度，使体温稳定在治疗要求的范围内。

(5)保持呼吸道通畅，定时翻身、叩背、雾化吸入，以防止肺炎发生；仔细观察皮肤及肢体末端的血液循环情况，并给予按摩以防止发生冻伤及压疮等并发症。

(6)停止冬眠治疗时，应首先停止物理降温，再停止冬眠药物。停止冬眠措施后，患者体温会自然升高，当药物蓄积致使复温困难时，可使用热水袋等方法复温。

(7)营养支持：颅脑外伤或术后采用静脉补充热量，每天补液总量不宜超过1 500 mL，不建议静脉输入5%葡萄糖溶液，以防止加重脑水肿的发生或发展，以后可根据患者的意识状态和胃肠功能改为流质或鼻饲饮食。

(三)健康指导

1.清醒患者

(1)应规律生活，避免劳累、熬夜、暴饮暴食等不利因素，保持心情舒畅，注意劳逸结合。

(2)坚持适当锻炼。康复训练过程艰苦而漫长(一般为1～3年，长者需终身训练)，需要信心、耐心、恒心，在康复医师指导下，循序渐进、持之以恒。

2.昏迷患者

(1)不能经口进食者,应注意营养液的温度、保质期以及每天的出入量是否平衡。

(2)每天坚持被动活动,保持肢体功能位置。

(3)防止气管切开患者出现呼吸道感染。

(4)昏迷患者注意保持皮肤清洁、干燥,每天床上擦浴,定时翻身,防止压疮形成。

(5)保持大小便通畅。

(6)定期高压氧治疗。

(7)在康复医师指导下,循序渐进、持之以恒地进行锻炼。

二、主要护理问题

(一)受伤

受伤与脑挫裂伤癫痫发作有关。

(二)脑组织灌注异常

脑组织灌注异常与脑水肿有关。

(三)生活自理能力部分缺陷

生活自理能力部分缺陷与长期卧床、补液有关。

(四)潜在并发症

出血与创伤或手术损伤有关。

(五)疼痛

疼痛与术后致痛物质刺激有关。

(六)躯体移动障碍

躯体移动障碍与外伤所致脑损伤有关。

(七)清理呼吸道无效

清理呼吸道无效与长期卧床导致的机体抵抗力下降有关。

(八)皮肤完整性受损

皮肤完整性受损与长期卧床有关。

第八章 妇产科常见病的护理

第一节 阴道炎护理

一、概述

(一)定义

1.滴虫阴道炎

滴虫阴道炎是由阴道毛滴虫引起的常见阴道炎症,也是常见的性传播疾病。约60%的患者合并有细菌性阴道病。

2.外阴阴道假丝酵母病

外阴阴道假丝酵母病是由假丝酵母菌引起的常见外阴阴道炎症。国外资料显示,约75%妇女一生中至少患过1次外阴阴道假丝酵母病,45%的妇女经历过2次或2次以上的发病。

3.细菌性阴道病

细菌性阴道病为阴道内正常菌群失调所致的一种混合感染,但临床及病理特征无炎症改变。

4.萎缩性阴道炎

常见于自然绝经或人工绝经后妇女,也可见于产后闭经或药物假绝经治疗的妇女。

(二)主要发病机制

1.滴虫阴道炎

病原体为阴道毛滴虫,滴虫寄生在阴道皱襞及腺体中,月经后pH为5.2～

6.6，使隐藏的滴虫得以生长繁殖，引起炎症发作；同时滴虫能消耗氧或吞噬阴道上皮细胞内的糖原，阻碍乳酸生成，致阴道 pH 值升高，同时使阴道成为厌氧环境，致厌氧菌繁殖，约 60% 患者合并细菌性阴道病。性交直接传播是主要的传播方式，也可间接传播。

2.外阴阴道假丝酵母病

病原体为假丝酵母，属机会致病菌，当阴道 pH 值为 4.0～4.7 时，易诱发感染（内源性）。10%～20% 非孕妇女及 30% 孕妇阴道中有此菌寄生，但菌量极少，并不引起症状。

3.细菌性阴道病

由阴道内乳杆菌减少，加德拉杆菌及厌氧菌等增加所致的内源性混合感染。促使阴道菌群发生变化的原因不清，推测可能与频繁性交、多个性伴侣或阴道灌洗使阴道环境碱化有关。

4.萎缩性阴道炎

萎缩性阴道炎是由雌激素水平降低、局部抵抗力下降引起的以需氧菌感染为主的炎症。

（三）治疗原则

1.滴虫阴道炎

切断传染途径，杀灭阴道毛滴虫，恢复阴道正常酸碱度，保持阴道自净功能。需全身用药、局部用药，强调性伴侣治疗。

2.外阴阴道假丝酵母病

消除诱因，根据病情选择局部或全身应用抗真菌药物。

3.细菌性阴道病

主要采用针对厌氧菌的治疗。

4.萎缩性阴道炎

补充雌激素，增加阴道抵抗力，抑制细菌生长。

二、护理评估

（一）健康史

1.一般资料

年龄、月经史、婚育史，是否处在妊娠期。

2.既往疾病史

是否患有糖尿病，有无卵巢手术史或盆腔放疗史。

3.特殊治疗史

是否使用雌激素、免疫抑制剂或长期应用抗生素等。

4.阴道炎病史

既往有无阴道炎；曾做过何种检查，以及治疗的经过与效果；本次症状出现与月经周期的关系。

5.个人生活史

了解个人卫生习惯。

(二)生理状况

1.症状

(1)滴虫阴道炎：阴道分泌物增多，呈稀薄脓性、黄绿色、泡沫状、有臭味，当混合有其他细菌感染时，白带可呈黄绿色；阴道口及外阴瘙痒；尿频、尿痛，有时可见血尿；不孕(阴道毛滴虫能吞噬精子，影响精子在阴道内存活)。

(2)外阴阴道假丝酵母病：外阴瘙痒、性交痛及尿痛；阴道分泌物增多，白色稠厚，呈凝乳或豆腐渣样。

(3)细菌性阴道病：10％～40％的患者无临床症状。有症状者主要表现为阴道分泌物增多，呈灰白色、匀质、稀薄，常黏附于阴道壁，但黏度很低，容易从阴道壁拭去，有鱼腥臭味；轻度外阴瘙痒或有烧灼感。

(4)萎缩性阴道炎：阴道分泌物增多，稀薄，呈淡黄色，感染严重者呈脓血性白带；外阴瘙痒、灼热感；伴性交痛。

2.体征

(1)滴虫阴道炎：检查见阴道黏膜充血，严重者有散在出血点，形成“草莓样”宫颈。

(2)外阴阴道假丝酵母病：检查见外阴红斑、水肿，常伴有抓痕，严重者可见皮肤皲裂、表皮脱落；阴道黏膜红肿、小阴唇内侧及阴道黏膜附有白色块状物，擦去后见黏膜红肿，急性期还可见到糜烂或浅表溃疡。

(3)细菌性阴道病：检查见阴道黏膜无充血的炎性改变。

(4)萎缩性阴道炎：检查见阴道呈萎缩性改变，上皮皱壁消失、萎缩、菲薄；阴道黏膜充血，有散在小出血点和点状出血斑，有时可见表浅溃疡。

3.辅助检查

(1)滴虫阴道炎：阴道分泌物湿片法，镜下见到活动的阴道毛滴虫。

(2)外阴阴道假丝酵母病：阴道分泌物检查，发现假丝酵母的孢子或假菌丝。

(3)细菌性阴道病：线索细胞阳性；阴道 pH＞4.5（通常为 4.7～5.7，多为 5.0～5.5）；胺臭味试验阳性。

(4)萎缩性阴道炎：阴道分泌物检查镜下见大量基底细胞及白细胞而无滴虫及假丝酵母菌。

(三)高危因素

1.滴虫阴道炎

不良性行为及习惯。

2.外阴阴道假丝酵母菌病

常见发病诱因有妊娠、糖尿病，以及大量应用免疫抑制剂与广谱抗生素。

3.细菌性阴道病

频繁性交、多个性伴侣或阴道灌洗。

4.萎缩性阴道炎

绝经、卵巢手术、盆腔放疗、药物性闭经。

(四)心理-社会因素

1.对健康问题的感受

是否认为是“小问题”，不予重视而延误治疗。

2.对疾病的反应

是否因与“性”相关而羞于就诊；是否因疾病反复发作或久治不愈而产生心理压力，出现焦虑或抑郁症状。

3.家庭、社会及经济状况

是否存在性伴侣同时治疗障碍。

三、护理措施

(一)一般护理

(1)病房整洁、安静，保持床单位清洁、舒适，注意室内空气流通，避免交叉感染。

(2)测量生命体征，定期巡视病房，细致观察病情变化及治疗反应等，发现异常及时报告医师，做好护理记录和书面交班，危重患者床边交班。

(二)症状护理

1.阴道分泌物增多

观察阴道分泌物颜色、性状、气味及量，选择合适的药液进行阴道冲洗。滴虫阴道炎、细菌性阴道病及萎缩性阴道炎,选1%乳酸液或0.1%~0.5%醋酸液,增加阴道酸度;外阴阴道假丝酵母病选碱性溶液。在不清楚阴道炎的种类时,不可滥用冲洗液,指导患者勤换会阴垫及内裤,保持外阴清洁干燥。

2.外阴瘙痒与灼痛

嘱患者尽量避免搔抓,防止外阴部皮肤破损,炎症急性期减少活动,避免摩擦外阴。

(三)用药护理

1.根据类型选药物

明确阴道炎的类型,遵医嘱用药,选择合适的用药方法及时间。

(1)滴虫阴道炎:主要药物为甲硝唑及替硝唑。使用方法为全身用药。初次治疗可选择甲硝唑或替硝唑2 g,单次口服;或甲硝唑400 mg,每天2次,连服7天。口服药物的治愈率为90%~95%。对妊娠期阴道炎患者,为防止新生儿呼吸道和生殖道感染,可应用甲硝唑2 g顿服,或甲硝唑400 mg,每天2次,连服7天。

(2)外阴阴道假丝酵母病(VVC):主要药物为抗真菌药,唑类药物的疗效高于制霉菌素。全身用药和局部用药疗效相似。局部用药可选用咪康唑栓剂,每晚1粒(200 mg),连用7天;或每晚1粒(400 mg),连用3天;或每晚1粒(1 200 mg),单次用药。对不能耐受局部用药者、未婚妇女及不愿意采用局部用药者可选用口服药物。常用药物为氟康唑150 mg,顿服。妊娠合并VVC,以局部治疗为主,以7天疗程最佳,禁服唑类药物。

(3)细菌性阴道病(BV):选用抗厌氧菌药物,首选甲硝唑。全身用药为甲硝唑400 mg,口服,每天2~3次,连服7天。局部用药为甲硝唑栓剂200 mg,每晚1次,连用7天。

(4)萎缩性阴道炎:补充雌激素的方法是雌三醇软膏局部涂抹,每天1~2次,连用14天。抑制细菌生长的方法是将诺氟沙星100 mg放于阴道深部,每天1次,7~10天为1个疗程。可选用中药,如保妇康栓。

2.用药指导

(1)教会患者阴道用药的正确方法,对不能自理者,协助用药。

(2)告知患者口服甲硝唑期间及停药24小时内、替硝唑用药期间及停药72小时内,禁止饮酒;哺乳期间用药,应暂停哺乳。

(3)乳癌或子宫内膜癌患者慎用雌激素制剂。

3.用药观察

当出现不良反应时，应立即停药并通知医师。常见药物的不良反应有以下几种。

(1)胃肠道反应：如食欲减退、恶心、呕吐。

(2)双硫仑样反应：又称“戒酒硫样反应”，主要是使用头孢菌素类抗生素，包括头孢哌酮、头孢曲松、头孢噻肟等后，如果喝酒，可出现胸闷胸痛、心慌气短、面部潮红、头痛头晕、腹痛恶心等一系列症状。

(3)药物过敏反应：包括局部皮肤症状和全身症状。

(4)偶见头痛、皮疹、白细胞减少等。

(四)心理护理

(1)向患者解释疾病与健康的问题，说明“小病”早治，可防“大病”，引导患者重视问题并轻松面对。

(2)加强疾病知识宣传，引导患者规范治疗；对卵巢切除、放疗患者给予安慰，告知雌激素替代治疗可缓解内分泌的失衡，减轻因疾病带来的烦恼，消除心理压力，增强治疗疾病的信心。

(3)与家属沟通，让其多关心患者，包括说服其性伴侣同时治疗。

第二节　子宫颈炎护理

一、概述

(一)定义

子宫颈炎是指子宫颈发生的急性/慢性炎症。它是妇科常见疾病之一，包括宫颈阴道部炎症及宫颈管黏膜炎症。临床上分为急性子宫颈炎和慢性子宫颈炎。临床多见的子宫颈炎是急性子宫颈管黏膜炎。若急性子宫颈炎未经及时诊治或病原体持续存在，可导致慢性子宫颈炎。

(二)主要发病机制

(1)由于宫颈管黏膜上皮为单层柱状上皮且抗感染能力较差，病原体侵袭、物理化学因素刺激、机械性子宫颈损伤、子宫颈异物等情况发生，引起子宫颈局部充血、水肿，上皮变性、坏死，黏膜、黏膜下组织、腺体周围大量中性粒细胞浸润，子宫颈间质内有大量淋巴细胞、浆细胞等慢性炎细胞浸润，可伴有子宫颈腺上皮及间质增生和鳞状上皮化生。因子宫颈阴道部鳞状上皮与阴道鳞状上皮相延续，亦可由阴道炎症引起宫颈阴道部炎症。

(2)病原体种类：①性传播疾病的病原体主要是淋病奈瑟菌及沙眼衣原体。②内源性病原体与细菌性阴道病病原体、生殖道支原体感染有关。

(三)治疗原则

1.急性宫颈炎

主要为抗生素药物治疗。可根据不同情况采用经验性抗生素治疗及针对病原体的抗生素治疗。

2.慢性宫颈炎

不同病变采用不同治疗方法。以局部治疗为主，方法有物理治疗、药物治疗、手术治疗。对表现为糜烂样改变者，若为无症状的生理性柱状上皮异位，无需处理。

二、护理评估

(一)健康史

1.一般资料

年龄、月经史、婚育史，是否处在妊娠期。

2.既往疾病史

详细了解有无阴道炎、性传播疾病及子宫颈炎症的病史，包括发病时间、病程经过、治疗方法及效果。

3.既往手术史

详细询问分娩手术史，了解阴道分娩时有无宫颈裂伤；是否做过妇科阴道手术操作及有无宫颈损伤、感染史。

4.个人生活史

了解个人卫生习惯，分析可能的感染途径。

(二)生理状况

1.症状

(1)急性子宫颈炎：阴道分泌物增多，呈黏液脓性，阴道分泌物的刺激可引起外阴瘙痒及灼热感；可出现月经间期出血、性交后出血等症状；常伴有尿道症状，如尿急、尿频、尿痛。

(2)慢性子宫颈炎:患者多无症状,少数患者可有阴道分泌物增多,呈淡黄色或脓性,偶有接触性出血、月经间期出血,偶有分泌物刺激引起外阴瘙痒或不适。

2.体征

(1)急性子宫颈炎:检查见脓性或黏液性分泌物从子宫颈管流出;用棉拭子擦拭子宫颈管时,容易诱发宫颈管内出血。

(2)慢性子宫颈炎:检查可见宫颈呈糜烂样改变,或有黄色分泌物覆盖子宫颈口或从宫颈管流出,也可见子宫颈息肉或子宫颈肥大。

3.辅助检查

(1)实验室检查:分泌物涂片做革兰染色,中性粒细胞>30/高倍视野;阴道分泌物湿片检查白细胞>10/高倍视野;做淋病奈瑟菌及沙眼衣原体检测,以明确病原体。

(2)宫腔镜检查:镜下可见血管充血,宫颈黏膜及黏膜下组织、腺体周围大量中性粒细胞浸润,腺腔内可见脓性分泌物。

(3)宫颈细胞学检查:宫颈刮片、宫颈管吸片,与宫颈上皮瘤样病变或早期宫颈癌相鉴别。

(4)阴道镜及活组织检查:必要时进行,以明确诊断。

(三)高危因素

(1)性传播疾病,年龄<25岁,多位性伴侣或新性伴侣且为无保护性交。

(2)细菌性阴道病。

(3)分娩、流产或手术致子宫颈损伤。

(4)卫生不良或雌激素缺乏,局部抗感染能力差。

(四)心理-社会因素

(1)对健康问题的感受:是否存在因无明显症状,而不重视或延误治疗。

(2)对疾病的反应:是否因病变在宫颈,又涉及生殖器官与性,而不愿及时就诊;或因阴道分泌物增多引起不适;或治疗效果不明显而烦躁不安;或遇有白带带血或接触性出血时,担心疾病的严重程度,疑有癌变而恐惧、焦虑。

(3)家庭、社会及经济状况:家人对患者是否关心;家庭经济状况及是否有医疗保险。

第三节 盆腔炎性疾病护理

一、概述

(一)定义

盆腔炎性疾病是指女性上生殖道的一组炎性疾病，主要包括子宫内膜炎、输卵管炎、输卵管卵巢脓肿、盆腔腹膜炎。最常见的是输卵管炎及输卵管卵巢脓肿。

(二)主要发病机制

女性生殖系统具有比较完善的自然防御功能，当自然防御功能遭到破坏，或机体免疫力降低、内分泌发生变化或外源性病原体入侵可导致子宫内膜、输卵管、卵巢、盆腔腹膜、盆腔结缔组织发生炎症。感染严重时，可累及周围器官和组织。当病原体毒性强、数量多、患者抵抗力低时，常发生败血症及脓毒血症，若未得到及时治疗可能发生盆腔炎性疾病后遗症。

(三)治疗原则

1.急性盆腔炎

主要为及时足量的抗生素药物治疗，必要时手术治疗。

2.盆腔炎性疾病后遗症

多采用综合性治疗方案控制炎症，同时注意增强身体抵抗力，缓解症状。

二、护理评估

(一)健康史

(1)了解既往疾病史、用药史、月经史及药物过敏史。

(2)了解流产、分娩的时间、经过及处理。

(3)了解本次患病的起病时间、症状、疼痛性质、部位、有无全身症状。

(二)生理状况

1.症状

症状可表现为以下几种：①轻者无症状或症状轻微不易被发现，常表现为持续性下腹痛，活动或性交后加重；发热、阴道分泌物增多等。②重者可表现为寒战、高热、头痛、食欲减退；月经期发病者可表现为经量增多、经期延长；腹膜炎者可出现消化道症状，如恶心、呕吐、腹胀等；若脓肿形成，可有下腹包块及局部刺激症状。

2.体征

体征可表现为以下几种：①急性面容、体温升高、心率加快。②下腹部压痛、反跳痛及肌紧张。③检查见阴道充血；大量脓性臭味分泌物从宫颈口外流；穹隆有明显触痛；宫颈充血、水肿、举痛明显；子宫体增大有压痛且活动受限；一侧或双侧附件增厚，有包块，压痛。

3.辅助检查

(1)实验室检查：宫颈黏液脓性分泌物或阴道分泌物 0.9%氯化钠溶液湿片中见到大量白细胞；红细胞沉降率升高；血 C-反应蛋白升高；宫颈分泌物培养或革兰染色涂片淋病奈瑟菌阳性或沙眼衣原体阳性。

(2)阴道超声检查：显示输卵管增粗，输卵管积液，伴或不伴盆腔积液、输卵管卵巢肿块。

(3)腹腔镜检查：输卵管表面明显充血；输卵管壁水肿；输卵管伞端或浆膜面有脓性渗透物。

(4)子宫内膜活组织检查证实子宫内膜炎。

(三)高危因素

(1)年龄：盆腔炎性疾病高发年龄为 15～25 岁。

(2)性活动及性卫生：初次性交年龄小、有多个性伴侣、性交过频以及性伴侣有性传播疾病；有使用不洁的月经垫、经期性交等。

(3)下生殖道感染：性传播疾病，如淋病奈瑟菌性宫颈炎、衣原体性宫颈炎以及细菌性阴道病。

(4)子宫腔内手术操作后感染：刮宫术、输卵管通液术、子宫输卵管造影术、宫腔镜检查、人工流产、放置宫内节育器等手术时，消毒不严格或术前适应证选择不当，导致感染。

(5)邻近器官炎症直接蔓延：如阑尾炎、腹膜炎等蔓延至盆腔。

(6)盆腔炎性疾病再次发作。

(四)心理-社会因素

(1)对健康问题的感受：是否存在因无明显症状或症状轻而不重视以致延误治疗。

(2)对疾病的反应:是否由于慢性疾病过程长,患者思想压力大而产生焦虑、烦躁情绪;若病情严重,则担心预后,患者往往有恐惧感、无助感。

(3)家庭、社会及经济状况:是否存在因炎症反复发作,严重影响妇女生殖健康甚至导致不孕,且增加家庭与社会经济负担。

第四节　功能失调性子宫出血护理

一、概述

(一)定义

功能失调性子宫出血简称功血,是指由于生殖内分泌轴功能紊乱造成的异常子宫出血。功血分为无排卵性和排卵性两大类,分别称为无排卵性功能失调性子宫出血和排卵性月经失调。功血是一种常见的妇科疾病,可发生于月经初潮到绝经期的任何年龄。其中无排卵性功血约为85‰。

(二)主要发病机制

1.无排卵性功能失调性子宫出血

当机体受内部和外界各种因素影响时,可通过大脑皮层和中枢神经系统引起下丘脑-垂体-卵巢轴调节功能或靶细胞效应异常而导致月经失调。①青春期功血:由于下丘脑-垂体-卵巢轴调节功能尚未健全而发生;②绝经过渡期功血:由于卵巢功能不断衰退,卵巢对垂体促性腺激素的反应低下,卵泡发育受阻而不能排卵;③各种原因引起的无排卵均可导致子宫内膜受单一雌激素刺激且无孕酮对抗而发生雌激素突破性出血或撤退性出血;④与子宫内膜出血自限机制缺陷有关。

2.排卵性月经失调

排卵性月经失调主要表现为:①因子宫内膜纤溶酶活性过高或前列腺素血管舒缩因子分泌比例失调,或因为分泌期子宫内膜雌激素受体(ER)、孕激素受体(PR)高于正常致月经过多;②因黄体功能异常或排卵前后激素水平波动致月经周期间出血。

(三)治疗原则

功血的一线治疗是药物治疗。青春期及生育年龄无排卵性功血患者以止血、调整周期、促排卵为主；绝经过渡期患者以止血、调整周期、减少经量、防止子宫内膜病变为原则。

二、护理评估

（一）健康史

1.一般资料

年龄、月经史（包括月经周期、经期及经量变化、有无痛经等）、婚育史，若为育龄妇女应询问避孕措施。

2.既往疾病史

全身及生殖系统相关疾病，如肝脏疾病、血液病、高血压、代谢性疾病等。

3.特殊治疗史

是否使用过激素类药物。

4.现病史

详细了解本次异常子宫出血的类型、发病时间、病程经过、流血前有无停经史及以往治疗经过。

（二）生理状况

1.症状

子宫不规则出血及贫血。特点是月经周期紊乱、经期长短不一、经量不定甚至大出血。根据出血特点分为以下几种类型。

（1）月经过多：周期规则，但经量过多（＞80 mL）或经期延长（＞7 天）。

（2）子宫不规则出血过多：周期不规则，经期延长，经量过多。

（3）月经过频：月经频发，正常周期缩短，＜21 天。

2.体征

肥胖或消瘦；体格检查常有贫血、甲减、甲亢、多囊卵巢综合征及出血性疾病的阳性体征；妇科检查见出血来自宫颈管内。

3.辅助检查

（1）实验室检查：全血细胞计数确定有无贫血及血小板减少；凝血功能检查，包括凝血酶原时间、部分促凝血酶原时间、血小板计数、出凝血时间等，排除凝血和出血功能障碍性疾病；尿妊娠试验或血 HCG 检测，排除妊娠及妊娠相关性疾病；血清性激素测定，适时测定孕酮水平，以确定有无排卵及黄体功能。

（2）盆腔 B 型超声检查：了解子宫内膜的厚度及回声，以明确有无宫腔占位性病变及其他生殖道器质性疾病。

(3)基础体温测定:不仅有助于判断有无排卵,还有助于提示黄体功能不足(体温升高天数≤11 天)、子宫内膜不规则脱落(高相期体温下降缓慢伴经期出血)。当基础体温呈双相,月经间期出现不规则出血时,可了解出血是否在卵泡期、排卵期或黄体期。基础体温呈单相型,提示无排卵。

(4)诊断性刮宫:目的是止血和明确子宫内膜病理学诊断。

(5)子宫内膜活组织检查:判断子宫内膜增生类型,排除子宫内膜器质性病变。

(6)宫腔镜检查:在宫腔镜直视下,直接观察子宫内膜情况,选择病变区进行活检,可诊断各种宫腔内病变。

4.高危因素

(1)体质情况:营养失调、代谢紊乱致肥胖或消瘦。

(2)精神行为:精神紧张、情绪打击、过度劳累、酗酒及环境改变等引起神经内分泌调节功能紊乱。

(3)全身或生殖系统疾病:肝病、血液病、糖尿病、甲状腺功能亢进或减退、贫血、多囊卵巢综合征等。

(4)遗传与发育问题:淋巴结、甲状腺、乳房、卵巢发育不良。

(5)药物影响:服用干扰排卵的药物或抗凝药物。

5.心理-社会因素

(1)对健康问题的感受:是否存在因害羞或其他顾虑而不及时就诊。

(2)对疾病的反应:担心疾病严重程度,疑有肿瘤而焦虑、不安、恐惧。

(3)家庭、社会及经济状况:随着病程延长并发感染或止血效果不佳,大量出血更容易产生恐惧和焦虑,影响身心健康和工作学习。

第五节 闭经护理

一、概述

(一)定义

闭经为常见妇科症状,表现为无月经或月经停止。根据既往有无月经来潮,分为原发性闭经和继发性闭经两类。

1.原发性闭经

原发性闭经指年龄超过 13 岁，第二性征未发育；或年龄超过 15 岁，第二性征已发育，月经还未来潮。原发性闭经较少见，多为遗传学原因或先天性发育缺陷，约 30%患者伴有生殖道异常。

2.继发性闭经

继发性闭经指正常月经周期建立后月经停止 6 个月，或按自身原来月经周期计算停止 3 个周期以上者。继发性闭经发病率明显高于原发性闭经，根据控制正常月经周期的 5 个主要环节，以下丘脑性原因为主，依次为垂体、卵巢、子宫及下生殖道发育异常性闭经。

(二)主要发病机制

正常月经的建立和维持有赖于下丘脑-垂体-卵巢轴的神经内分泌调节，以及靶器官子宫内膜对性激素的周期性反应，其中任何一个环节发生障碍就会出现月经失调，甚至导致闭经。

(三)治疗原则

针对病变环节及病因，分别采取全身治疗、药物治疗及手术治疗。

二、护理评估

(一)健康史

(1)详细询问月经史，包括初潮年龄、月经周期、经期、经量和闭经期限及伴随症状等。

(2)了解发病诱因，如精神因素、环境改变、体重增减、饮食习惯、剧烈运动、各种疾病及用药情况、职业和学习成绩等。

(3)已婚妇女需询问生育史及产后并发症史。

(4)原发性闭经应询问第二性征发育情况，了解生长发育史，有无先天性缺陷或其他疾病及家族史。

(二)生理状况

1.症状

主要表现为无月经或月经停止，同时出现与疾病相关的症状。阴道横膈或无孔处女膜患者可出现周期性下腹痛；嗅觉缺失综合征患者可伴有嗅觉减退或丧失；卵巢早衰患者有过早绝经并伴有绝经综合征症状。

2.体征

检查发现与疾病相关体征。①嗅觉缺失综合征患者其内外生殖器均发育异常(两性畸形等);②多囊卵巢综合征患者有毛发分布异常或多毛、肥胖、双侧卵巢增大;③特纳综合征患者有身体发育异常(身高、体重、四肢与躯干的比例失调)、第二性征缺失、卵巢不发育;④希恩综合征患者有生殖器官萎缩、阴毛稀少等;⑤先天生殖道发育异常可见处女膜闭锁或阴道横膈。

3.辅助检查

(1)功能试验:药物撤退试验,用于评估体内雌激素水平及闭经程度。

(2)激素测定:血甾体激素测定;催乳素及垂体促性腺激素测定;肥胖、多毛、痤疮患者还应行胰岛素测定、雄激素测定、口服葡萄糖耐量试验(OGTT)、胰岛素释放试验等。

(3)影像学检查:盆腔超声检查,观察盆腔有无子宫,子宫形态、大小及内膜厚度,卵巢大小、形态、卵泡数目;子宫输卵管造影,了解有无宫腔病变和宫腔粘连;CT、磁共振成像(MRI),用于盆腔及头部蝶鞍区检查;静脉肾盂造影,怀疑米勒管发育不全综合征时,用以确定有无肾脏畸形。

(4)宫腔镜检查:精确判断宫腔有无粘连。

(5)腹腔镜检查:直视下观察卵巢形态、子宫大小,对诊断多囊卵巢综合征等有价值。

(6)染色体检查:对鉴别性腺发育不全病因及指导临床处理有重要意义。

(7)其他检查:如靶器官反应检查,包括基础体温测定、子宫内膜取样等。

(三)高危因素

1.遗传因素或先天发育缺陷

(1)第二性征存在的原发性闭经:米勒管发育不全综合征、雄激素不敏感综合征、对抗性卵巢综合征、生殖道闭锁、真两性畸形等。

(2)第二性征缺乏的原发性闭经:低促性腺激素性腺功能减退和高促性腺激素性腺功能减退等。

2.下丘脑性闭经

精神应激、体重下降、运动性闭经、药物性闭经、颅咽管瘤。

3.垂体性闭经

垂体梗死、垂体肿瘤、空蝶鞍综合征等。

4.卵巢性闭经

卵巢早衰、卵巢功能性肿瘤、多囊卵巢综合征等。

5.子宫性闭经

Asherman综合征(因人工流产刮宫过度或产后、流产后出血和刮损子宫内膜致宫腔粘连而闭经)、手术切除子宫或放疗。

6.内分泌功能异常疾病

如甲状腺、肾上腺、胰腺等。

(四)心理-社会因素

(1)对健康问题的感受:闭经患者的自我概念会有较大影响,担心闭经对自己的健康、性生活和生育能力有影响。

(2)对疾病的反应:突然或长期精神压抑、紧张、忧郁、环境改变、过度劳累、情感变化、寒冷等,引发精神应激;饮食习惯改变、内在情感剧烈矛盾或为保持体形强迫节食、超负荷剧烈运动等致神经性厌食和体脂下降(1 年内体重下降达 10%～15%或体脂丢失 30%将出现闭经)。

(3)家庭、社会及经济状况:病程延长及反复治疗效果不佳时,会加重患者和家属的心理压力,加重闭经。

第六节　多囊卵巢综合征护理

一、概述

(一)定义

多囊卵巢综合征是最常见的妇科内分泌疾病之一。以雄激素过高的临床或生化表现、持续无排卵、卵巢多囊改变为特征,常伴有胰岛素抵抗和肥胖。

(二)主要发病机制

发病机制可能涉及以下几种:下丘脑-垂体-卵巢轴调节功能异常;胰岛素抵抗和高胰岛素血症;肾上腺内分泌功能异常。

(三)治疗原则

以调整月经周期、降低雄激素水平、改善胰岛素抵抗以及有生育要求者促排卵为主,兼以调整生活方式,控制体重。

二、护理评估

(一)健康史

详细询问患者月经史,包括初潮年龄、月经周期、经期、经量等情况,询问患者及其家族的既往疾病史,了解患者生育史、血压、体重、饮食、运动状况等。

(二)生理状况

1.症状

症状包括月经失调和不孕。

2.体征

体征包括多毛、痤疮、肥胖、黑棘皮症。

3.辅助检查

(1)基础体温测定:表现为单相型基础体温曲线。

(2)B 超检查:卵巢增大,一侧或两侧卵巢多囊改变。连续监测未见主导卵泡发育及排卵迹象。

(3)诊断性刮宫:应选在月经前数天或月经来潮 6 小时内进行,刮出的子宫内膜呈不同程度增殖改变,无分泌期改变。

(4)腹腔镜检查:卵巢增大、包膜增厚、表面光滑、灰白色、有新生血管。包膜下显露多个卵泡,无排卵征象、排卵孔、血体和黄体。

(5)内分泌测定:雄激素水平高、雌激素改变、促性腺素变化、胰岛素抵抗、血清催乳素水平升高,腹部肥胖者应检测空腹血糖及口服葡萄糖耐量试验,还应检测空腹胰岛素及葡萄糖负荷后血清胰岛素。

4.高危因素

(1)遗传因素:有 PCOS、糖尿病、高血压、男性秃顶、肥胖家族史的少女患青春期的 PCOS 的风险更高。

(2)环境因素:超重、肥胖及继发的胰岛素抵抗。

(3)其他因素:心理障碍如抑郁、焦虑;饮酒;睡眠质量差;慢性炎症;铁代谢异常等。

5.心理-社会因素

(1)多毛、痤疮等高雄激素的临床表现和肥胖,可能导致自我形象紊乱和自尊低下。

(2)不孕患者担心家人不理解,影响家庭关系。

第七节　葡萄胎护理

一、概述

(一)定义

葡萄胎亦称水泡状胎块,是因妊娠后胎盘绒毛滋养细胞增生、间质水肿,而形成大小不一的水泡,水泡间借蒂相连成串,形如葡萄而名之。葡萄胎分为完全性葡萄胎和部分性葡萄胎两类,其中大多数为完全性葡萄胎。

(二)主要发病机制

完全性葡萄胎的染色体核型为二倍体,全部染色体来自父方。部分性葡萄胎的染色体核型为三倍体,一套多余染色体也来自父方。

(三)治疗原则

及时清宫和定期 HCG 测定随访。

二、护理评估

(一)健康史

询问患者及其家族的既往疾病史,包括:妊娠滋养细胞疾病史、月经史、生育史、妊娠反应、阴道流血等。若有阴道流血,应询问阴道流血的量、性质、时间,并询问是否有水泡状物质排出。

(二)生理状况

1.症状

症状主要为:①流血,停经后不规则阴道流血,为最常见症状。②腹痛,为阵发性下腹隐痛,一般发生在阴道流血前,是葡萄胎流产的表现;子宫快速增大可引起阵发性下腹痛,一般不剧烈,能忍受。③妊娠剧吐,一般出现时间较正常妊娠早,症状严重且持续时间长。④妊娠高血压疾病征象,多发生于子宫异常增大者,出现高血压、水肿、蛋白尿等症状。⑤甲状腺功能亢进征象(极少数)。

2.体征

体征主要为:①子宫异常增大、变软,因葡萄胎迅速增长及宫腔内积血所致,约半数以上患者子宫大于妊娠月份;②卵巢黄素化囊肿,大量 HCG 刺激卵巢卵泡内膜细胞发生黄素化所致，常为双侧，也有单侧。

3.辅助检查

(1)超声检查：完全性葡萄胎的典型超声图像为子宫大于相应孕周，无正常的胎体影像。常可测到两侧或单侧卵巢黄素化囊肿。部分性葡萄胎可在胎盘部位出现由局灶性水泡状胎块引起的超声图像改变，有时还可见胎儿或羊膜腔，胎儿通常畸形。

(2)HCG测定：患者血清HCG滴度常明显高于正常孕周相应值，而且在停经8～10周以后仍持续上升。

(三)高危因素

1.完全性葡萄胎

(1)地域差异，亚洲和拉丁美洲的发生率较高，而北美和欧洲国家发生率较低。

(2)营养状况和社会经济因素，饮食中缺乏维生素A及其前体胡萝卜素和动物脂肪。

(3)年龄＞35岁尤其是＞50岁的妇女以及＜20岁的妇女。

(4)前次妊娠有葡萄胎史。

(5)流产和不孕史。

2.部分性葡萄胎

可能的高危因素有不规则月经和口服避孕药。

(四)心理-社会因素

(1)患者及家属将之视为妊娠而惋惜。

(2)担心此次葡萄胎对今后生育有影响。

(3)对清宫手术有恐惧情绪。

(4)因预后不确定而焦虑。

第八节　妊娠滋养细胞肿瘤护理

一、概述

(一)定义

妊娠滋养细胞肿瘤是滋养细胞的恶性病变，60%继发于葡萄胎，30%继发于流产,10%继发于足月妊娠或异位妊娠,包括侵蚀性葡萄胎、绒毛膜癌等。

(二)主要发病机制

1.侵蚀性葡萄胎

侵蚀性葡萄胎继发于葡萄胎妊娠,水泡状组织侵入子宫肌层,有绒毛结构,滋养细胞发生增生和异型。

2.绒毛膜癌

绒毛膜癌可继发于葡萄胎妊娠,也可继发于非葡萄胎妊娠。细胞滋养细胞和合体滋养细胞高度增生,明显异型,不形成绒毛或水泡状结构,并广泛侵入子宫肌层造成出血坏死。肿瘤不含间质和自身血管,瘤细胞靠侵蚀母体血管而获取营养物质。

(三)治疗原则

采取化疗为主,手术和放疗为辅的综合治疗。

二、护理评估

(一)健康史

采集个人及家属的既往史,包括滋养细胞疾病史、药物使用史及药物过敏史;葡萄胎第一次刮宫的资料;刮宫次数及刮宫后阴道流血量、性质、时间;子宫复旧情况;收集血、尿 hCG 随访资料,肺 X 线检查结果;询问生殖道、肺部、脑等转移的相应症状的主诉,是否接受过化疗及化疗的时间、药物、剂量、疗效及用药后机体的反应情况。

(二)生理状况

1.症状体征

(1)无转移滋养细胞肿瘤:大多数继发于葡萄胎妊娠。临床表现为阴道流血、子宫复旧不全或不均匀性增大、卵巢黄素化囊肿、腹痛、假孕症状等。

(2)转移性滋养细胞肿瘤:更多见于非葡萄胎妊娠或绒癌,肿瘤主要经血行播散,转移发生早而且广泛,转移致肝、脑者预后不良。①最常见的转移部位是肺(80%),其次是阴道(30%),以及盆腔(20%)、肝(10%)和脑(10%)等;②由于滋养细胞的生长特点之一是破坏血管,所以各转移部位症状的共同特点是局部出血;③肺转移可无症状,典型表现为胸痛、咳嗽、咯血及呼吸困难;④阴道转移灶常位于阴道前壁及穹隆，呈紫蓝色结节，破溃时引起不规则阴道流血，甚至大出血；⑤肝转移病灶较小时可无症状，也可表现为右上腹部疼痛或肝区疼痛、黄疸等，若病灶穿破肝包膜可出现腹腔内出血；⑥脑转移表现为猝然跌倒、暂时性失语、失明、头痛、喷射样呕吐、抽搐、昏迷等。

2.辅助检查

(1)绒毛膜促性腺激素(hCG)测定：血清 hCG 水平是妊娠滋养细胞肿瘤的主要诊断依据。

葡萄胎后滋养细胞肿瘤：hCG 测定 4 次高水平呈平台状态(±10%)，并持续 3 周或更长时间；或者 hCG 测定 3 次上升(>10%)，并至少持续 2 周或更长时间。

非葡萄胎后滋养细胞肿瘤：足月产、流产和异位妊娠后 hCG 多在 4 周左右转为阴性，若超过 4 周血清 hCG 仍持续高水平，或一度下降后又上升。

(2)超声检查：是诊断子宫原发病灶最常用的方法。子宫可正常大小或增大，肌层内可见高回声团块，边界清但无包膜；或肌层有回声不均区域或团块，边界不清且无包膜；彩色多普勒超声主要显示丰富的血流信号和低阻力型血流频谱。

(3)X 线胸片：这是诊断肺转移的首选检查方法。最初征象为肺纹理增粗，后发展为片状或小结节状阴影，典型表现为棉球状或团块状阴影。

(4)CT 和磁共振检查：CT 对发现肺部较小病灶和脑、肝等部位转移灶有较高的诊断价值，磁共振主要用于脑和盆腔病灶诊断。

3.高危因素

高危因素包括：①年龄≥40 岁；②前次妊娠性质；③距前次妊娠时间(月)；④治疗前血 hCG 值；⑤最大肿瘤大小(包括子宫)；⑥转移部位；⑦转移病灶数目；⑧前次失败化疗。

4.心理-社会因素

(1)患者及家属担心安全及疾病的预后，对治疗缺乏信心。

(2)害怕化疗的毒副作用。

(3)手术后生育无望而感到绝望，对生活失去信心。

第九节　子宫颈肿瘤护理

一、概述

(一)定义

子宫颈肿瘤包括子宫颈良性肿瘤、子宫颈上皮内瘤变、子宫颈癌。

1.子宫颈良性肿瘤

子宫颈良性肿瘤以肌瘤为常见,在此不再叙述。

2.子宫颈上皮内瘤变(CIN)

即子宫颈上皮细胞非典型增生或分化异常的细胞异常增生形成的增生性病变,但没有浸润,是与子宫颈浸润癌密切相关的一组子宫颈病变,可分Ⅰ～Ⅲ级,大部分低级别 CIN(CINⅠ)可自然消退,高级别 CIN(CINⅡ～Ⅲ)具有癌变潜能,可能发展成浸润癌,被视为癌前病变。

3.子宫颈癌

子宫颈癌习称宫颈癌,是最常见的妇科恶性肿瘤,高发年龄为 50～55 岁。主要组织学类型是鳞癌,腺癌次之。直接蔓延和淋巴转移是宫颈癌主要转移途径。

(二)主要发病机制

宫颈转化区未成熟的化生鳞状上皮代谢活跃,在人乳头瘤病毒(HPV)等的刺激下,发生细胞异常增生、分化不良、排列紊乱、细胞核异常、有丝分裂增加,最后形成 CIN,CIN 形成后继续发展,突破上皮下基底层,浸润间质,形成子宫颈浸润癌。

(三)治疗原则

(1)CINⅠ根据细胞学检查结果及阴道镜检查满意度可观察随访,采用冷冻、激光治疗或子宫颈锥切术。

(2)CINⅡ和 CINⅢ均需治疗,可行物理治疗或子宫颈锥切术。

(3)宫颈癌的治疗总原则为采用以手术和放疗为主、化疗为辅的综合治疗。

二、护理评估

(一)健康史

询问患者的月经史、性生活史、婚育史,特别是与高危男子有性接触的病史以及未治疗的慢性宫颈炎、肿瘤家族史等。详细询问既往妇科检查情况、子宫颈细胞学检查、阴道镜检查、组织病理学结果及处理经过。

(二)生理状况

1.症状

CIN及早期宫颈癌常无明显症状和体征,偶有阴道排液增多或接触性出血。宫颈癌随病变发展,可出现以下症状。

(1)阴道流血:常表现为接触性出血,即性生活或妇科检查后阴道流血。也可表现为不规则阴道流血。若侵蚀大血管可引起大出血。

(2)阴道排液:阴道排液增多,可为白色或血性,稀薄如水样或米泔状,有腥臭。晚期可有大量泔水样或脓性恶臭白带。

(3)宫颈癌晚期症状:尿频、尿急、便秘、下肢肿痛;输尿管梗阻、肾盂积水及尿毒症;腰骶部疼痛、肛门坠胀;贫血、恶病质等。

2.体征

CIN及早期宫颈癌可无明显病灶,宫颈可光滑或仅见局部红斑、白色上皮或宫颈糜烂样改变。随着宫颈浸润癌的生长发展,可出现不同体征,宫颈糜烂样改变,外生型宫颈癌可见息肉状、菜花状赘生物,内生型宫颈癌表现为宫颈肥大、质硬、宫颈管膨大;晚期形成溃疡或空洞伴恶臭,阴道壁见赘生物或变硬,宫旁组织增厚、结节状、质硬或形成冰冻骨盆状。

(三)辅助检查

(1)子宫颈细胞学检查:这是CIN及早期宫颈癌筛查的基本方法,也是诊断的必需步骤。伯塞斯达系统(TBS)分类法筛查出异常上皮细胞。

(2)高危型HPV DNA检测:高危亚型如HPV16、18、31、33、45、51、52、53、56、58等与宫颈癌及癌前病变相关。

(3)阴道镜检查:若细胞学检查为无明确诊断意义的不典型鳞状细胞(AS-CUS)并高危型HPV DNA检测阳性,或低度鳞状上皮内瘤变(LSIL)及以上者,应行阴道镜检查。转化区内可见异常宫颈上皮与血管,碘试验阴性。

(4)子宫颈活组织检查:这是确诊CIN的最可靠方法。若需要了解子宫颈管的病变情况,应行子宫颈管内膜刮取术。

(5)其他检查:胸部X线片、静脉肾盂造影、膀胱镜检查、直肠镜检查、B超检查等,根据具体情况选择。

(四)高危因素

(1)高危型HPV感染:接近90%的CIN和99%以上的宫颈癌组织发现有

高危型 HPV 感染。

(2)性行为及分娩次数:多个性伴侣、性生活过早(<16 岁)、早年分娩、多产;与有阴茎癌、前列腺癌或其性伴侣曾患子宫颈癌的高危男子性接触的妇女。

(3)其他:吸烟、性传播疾病、经济状况低下和免疫抑制等因素。

(4)心理-社会因素:患者发现异常报告时会感到震惊,继而无所适从并希望马上确诊。诊断明确后会产生焦虑、恐惧、被遗弃感和惧怕死亡等不良心理。

参考文献

[1] 张鸿敏.现代临床护理实践[M].长春:吉林科学技术出版社,2019.

[2] 姜梅.妇产科护理指南[M].北京:人民卫生出版社,2018.

[3] 刘爱平,袁春霞.内科护理[M].长沙:中南大学出版社,2019.

[4] 程萃华,张卫军,王忆春.临床护理基础与实践[M].长春:吉林科学技术出版社,2019.

[5] 史铁英.急危重症临床护理[M].北京:中国协和医科大学出版社,2018.

[6]魏晓莉.医学护理技术与护理常规[M].长春:吉林科学技术出版社,2019.

[7] 陈若冰.内科护理[M].北京:高等教育出版社,2017.

[8] 林梅,田丽,王莹.内科常见疾病护理常规[M].北京:人民卫生出版社,2018.

[9] 尚少梅,李小寒.基础护理学实践与学习指导[M].北京:人民卫生出版社,2018.

[10] 王娟花,王露蓉.基础护理技术[M].西安:西安交通大学出版社,2018.

[11] 甄莉.普通外科护理健康教育[M].北京:科学出版社,2018.

[12] 张红霞.现代护理临床操作规范[M].昆明:云南科技出版社,2018.

[13] 黄丽,李宇,许娟.基础护理学[M].武汉:华中科技大学出版社,2018.

[14] 马雯雯.现代外科护理新编[M].长春:吉林科学技术出版社,2019.

[15] 徐姝一.临床护理新思维[M].北京:科学技术文献出版社,2018.

[16] 吴欣娟,张晓静.实用临床护理操作手册[M].北京:中国协和医科大学出版社,2018.

[17] 官洪莲.临床护理指南[M].长春:吉林科学技术出版社,2019.

[18] 艾翠翠.现代疾病护理要点[M].长春:吉林科学技术出版社,2019.

[19] 马明娟.妇产科护理研究[M].长春:吉林科学技术出版社,2019.

[20] 乔萍,狄树亭,储媛媛.急危重症护理[M].北京:中国科学技术出版社,2018.

[21] 王绍利.临床护理新进展[M].长春:吉林科学技术出版社,2019.
[22] 胡卓弟.实用临床护理技术[M].长春:吉林科学技术出版社,2019.
[23] 季诚,罗仕蓉.基础护理技术[M].北京:科学出版社,2018.
[24] 魏力,付丽,马红梅.外科常见疾病护理常规[M].北京:人民卫生出版社,2018.
[25] 周秉霞.实用护理技术规范[M].长春:吉林科学技术出版社,2019.
[26] 李艳丽.实用护理操作与规范[M].长春:吉林科学技术出版社,2019.
[27] 张旭光.现代护理技术与要点[M].长春:吉林科学技术出版社,2019.
[28] 胡月琴.内科护理[M].北京:科学出版社,2018.
[29] 宋雁宾,王建荣.基础护理技能实训[M].北京:科学出版社,2018.
[30] 黄欢.临床护理路径[M].昆明:云南科技出版社,2018.
[31] 胡昌俊.临床医学与护理概论[M].昆明:云南科技出版社,2018.
[32] 孙彦龙.内科护理[M].武汉:华中科技大学出版社,2018.
[33] 谢芳.妇产科常见病诊疗与护理[M].昆明:云南科技出版社,2018.
[34] 蒋蓉,蒋文春.疾病护理常规[M].北京:人民卫生出版社,2018.
[35] 徐友岚.护理管理与临床实践[M].北京:科学技术文献出版社,2019.
[36] 刘小青,姜金霞.护理管理者护理信息能力研究进展.护理研究,2020,34(3):444-446.
[37] 李静.循证护理管理方案在胃癌患者护理中的应用.中国卫生产业,2019,16(28):63-64.
[38] 徐厚梅.60 例微创手术治疗胆囊结石患者术后护理分析.临床医药文献电子杂志,2020,7(56):121.
[39] 宋晓丹.临床护理路径在重症颅脑损伤护理中的应用.中国冶金工业医学杂志,2019,36(6):664-665.
[40] 陈冰,林美娇,韩楹.临床护理路径在肾移植护理中的效果观察.中国卫生标准管理,2019,10(10):126-128.